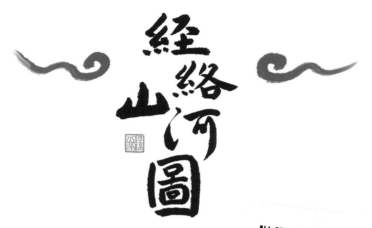

经络山河图

张逸欢　编绘

科学普及出版社

·北 京·

图书在版编目（CIP）数据

经络山河图 / 张逸欢编绘 . —— 北京 : 科学普及出版社 , 2024.8（2024.11 重印）
ISBN 978-7-110-10737-9

Ⅰ . ①经… Ⅱ . ①张… Ⅲ . ①经络—普及读物 Ⅳ . ① R224.1-49

中国国家版本馆 CIP 数据核字 (2024) 第 078173 号

策划编辑	韩　翔　于　雷
责任编辑	于　雷
文字编辑	靳　羽
装帧设计	佳木水轩
责任印制	徐　飞

出　　版	科学普及出版社
发　　行	中国科学技术出版社有限公司
地　　址	北京市海淀区中关村南大街 16 号
邮　　编	100081
发行电话	010-62173865
传　　真	010-62179148
网　　址	http://www.cspbooks.com.cn

开　　本	889mm×1194mm　1/24
字　　数	84 千字
印　　张	6.5
版　　次	2024 年 8 月第 1 版
印　　次	2024 年 11 月第 2 次印刷
印　　刷	北京博海升彩色印刷有限公司
书　　号	ISBN 978-7-110-10737-9/R·931
定　　价	78.00 元

（凡购买本社图书，如有缺页、倒页、脱页者，本社销售中心负责调换）

内容提要

　　作者将人体经脉化入山河之中，以自然万物的灵动描绘出人体的十二经脉穴位地图。当它们都变化成有形之躯，会是怎样一幅山河图景？书中充满想象力的绘图将穴位的特性展示得逸趣横生，所附文字解说更能帮助读者直观理解经脉及穴位的相关知识。

　　本书作为一部精美、有趣的人体经脉科普读物，非常适合广大中医爱好者及更多想要了解中医传统文化的青少年阅读。

前　言

庄子道："至大无外，谓之大一；至小无内，谓之小一。"国有山河，人有经络，人身之经络如同山川湖海。修身与治国其理相通，身体每个部分都是国土，我们就是自己的君主，血液如江流，骨肉如山林，有激流泉涌，有大江大河。山河安稳则国富民强，山河动荡则国衰民哀。

感受我们的身体，就像揣摩山河动向。若寒气侵入，附近的经络河道就会变窄，甚至逐渐冰封。若我们缺少睡眠来不及排毒，就像河道堆积杂质过多，河流就会变缓，蛇虫鼠蚁开始滋生。若我们生气，这股气就像台风冲击山林，碎石落木会破坏河道。若热邪侵袭，或洪水暴发冲破河道，或热气蒸腾河道干涸。林林总总，不仅影响"当地居民"的正常生活，也会影响整条流域所经"城镇"的运行。

认识经脉，对身体"报告"的疼痛酸痒这些信息就会有更全面地理解。经之所过，主治所及，我们可以在病灶附近寻求答案；表里相应，同气相求，我们也可以在远端寻求帮助。治有千万法，唯一求平和。有以中药之偏性入经，有导引按跷聚力调经，有针刺，如同一沙一世界，一叶一菩提。每条经脉都有5个或6个至为重要的穴位，被称为五输穴，即井、荥、输、经、合。从四肢末端起向肘膝方向依次排列，并以水流大小的不同命名，比喻各经脉气自四肢末端向上，像水流一样由小到大、由浅入深的特点。五输穴各具五行属性，阳经以金、水、木、火、土为序，阴经则以木、火、土、金、水为序，故有"五行输"之称。除了五输穴，脏腑原气输注、经过和留止于十二经脉四肢部的腧穴，称为原穴，又称"十二原"。阴经之原穴与五输穴中的输穴实为一穴。经脉的名字多有其含义，其中山水之名颇多，足可见古人对人体小世界的深刻认知。今以其名、取其神而作十二经脉图，让我们一起遨游于人体太虚，感受经络气韵。

张逸欢

目　录

手太阴肺经　001

手阳明大肠经　008

足阳明胃经　018

足太阴脾经　039

手少阴心经　050

手太阳小肠经　056

足太阳膀胱经　066

足少阴肾经　088

手厥阴心包经　100

手少阳三焦经　108

足少阳胆经　121

足厥阴肝经　138

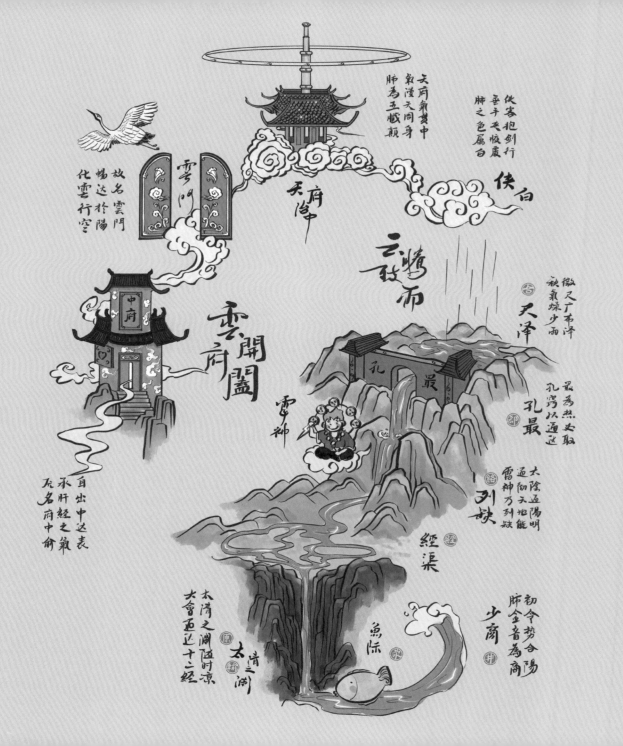

侠客抱剑行
垂乎夹恢震
肺之色属白

天府气贵中
气漫天同身
肺为五脏颜

侠白

天府中

云门

故名云门
畅达于阳
化云行空

云致雨

天泽

微尺广布泽
秋气燥少雨

孔最

最为热火取
孔窍以通达

云开府阖

中府

列缺

大阴通阳明
通彻天地能
云神万列缺

云神

经渠

自出中达表
承肝经之气
无名府中俞

太清之渊区时凉
大会迩迅十二经

太清之渊

鱼际

少商

初令势合阳
肺全音为商

手太阴肺经

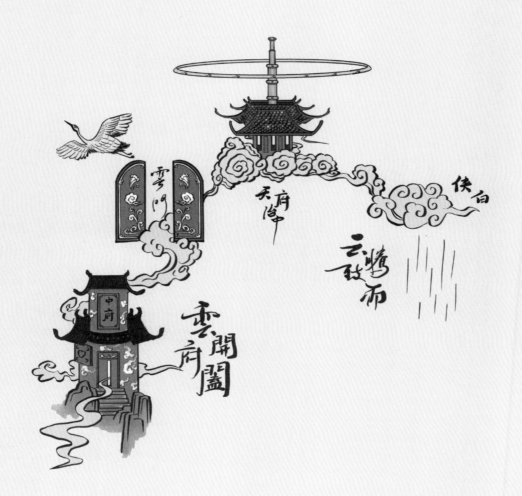

雲門

天府淨中

中府

俠白

云嬌而

雲開府闔

中府

肺经之气由本穴出中达表，本穴原名"府中俞"，中府主内主阖。府有聚集之意，图中气在此聚集，墙上的爱心表示心的热量促使热气升腾到云门，就像地表的水汽蒸发到空中形成云。

云门

云门所处的位置在躯干通向四肢，就像一道由内到外的门，云门主外主开。云者，气将化雨的状态，云门使中府之气化云行空。此处如不通达就会水汽氤氲，于体内形成湿热。

天府

肺脏居五脏最高点，肺开窍于鼻，鼻司呼吸通天。肺气在此聚集到达天部达到顶点。

侠白

侠通夹，肺色为白，侠白者正是两臂夹住两肺之处。此处如密云布雨，气血足、运行畅则下游尺泽、经渠水丰润泽。

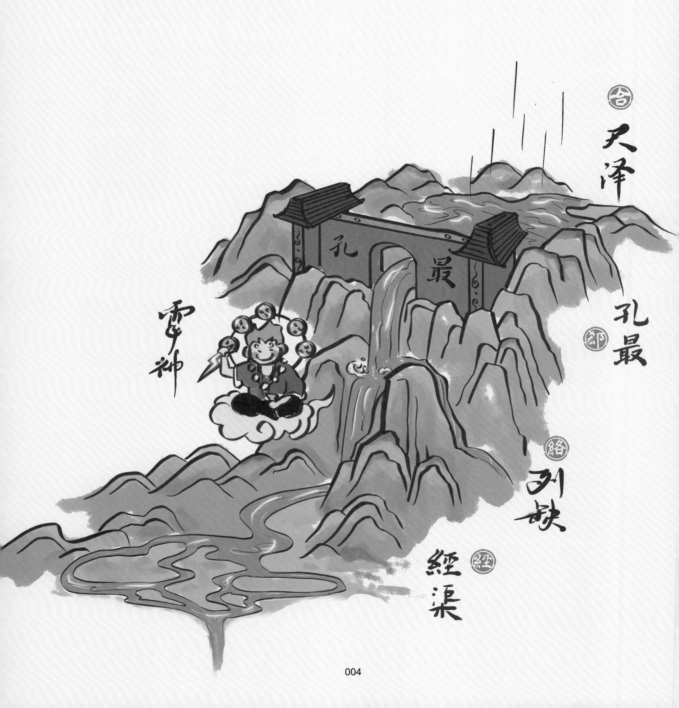

尺泽（合水）

手肘处有尺泽、曲池、曲泽、小海、少海、天井六个合穴，气血在此处汇合呈现菏泽遍布的气象。尺相对于曲就是直，肺经所处手肘处正好是弯折最小的。

孔最（郄）

郄穴有孔隙的意思。肺司呼吸，孔最更能调节孔窍通畅，就像水闸一样，可以调节因热导致的鼻衄和因寒导致的鼻塞。

列缺（络）

列缺为雷神名，咳嗽就跟打雷一样，可见列缺对调节咳嗽有效。络穴联络表里经，可同调大肠经，气不足会大便不畅，此穴可辅助调节排便问题。

经渠（经金）

此穴属金，为肺经本穴。肺主治节，此处也正是关脉所在。此处气象如小沟小渠。

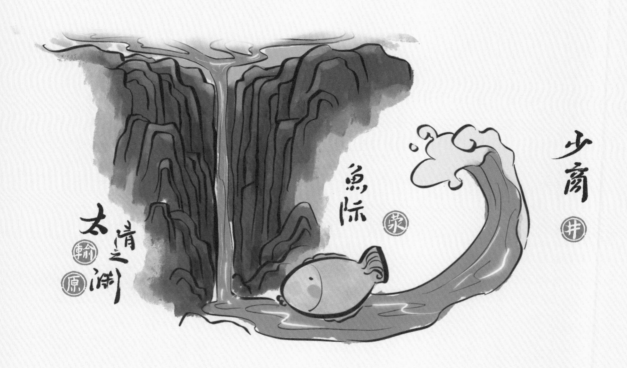

少商
井

魚際
荥

太淵
清之
輸
原

太渊（输土，原）

肺经是手太阴，阴气下降之力最强，太渊有极大的深渊的意象，也是太阴之渊，有清凉之功效。此穴为肺经原穴，左右手寸口脉正是反映心肺之处，也映照了肺朝百脉，肺对于全身经络的重要意义。

鱼际（荥火）

鱼际处形如鱼腹，观察此处颜色和丰腴程度也可判断身体状况。若颜色偏红热，则肺有热；颜色偏暗紫，则肺有寒瘀；肉质干枯，则肺脾气血亏虚。此处也是手掌心脏反射区，对心肺功能有调节作用。

少商（井木）

肺在五音中对应的是商音，少商属木，木乃生发之气象，少商此处是刚萌生的金气。少商是肺经井穴，井治心下满。

手阳明大肠经

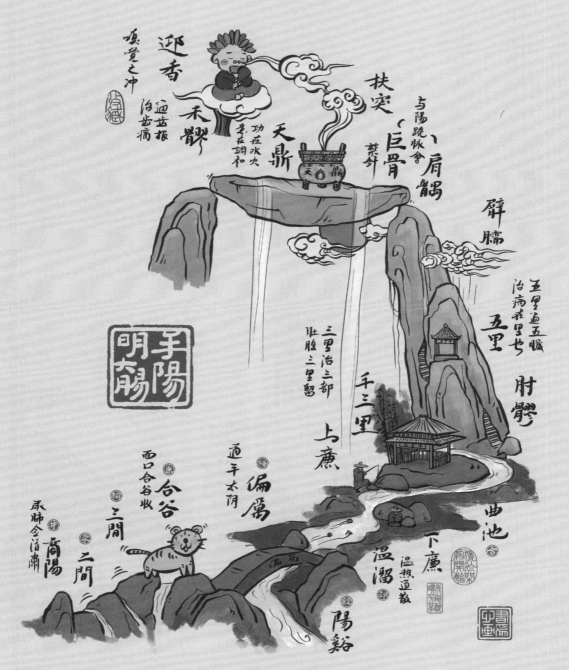

迎香 頑頰之衝
禾髎 迎齿振 治齿病
扶突 与阳跷脉会 禁针
巨骨 八肩髃
天鼎
辟臑
五里近五臓 治病在里也 五里
肘髎
手陽明穴
三里治三部 壮腹三里留
千三里
上廉
通乎太阴 偏歴 絡
面口合谷收 合谷 原
三間 前
二間 祭
商陽 井 承肺金清肃
曲池 合
下廉 温熱道裁 温溜 卻
陽谿

商阳（井金）

肺到大肠，金气从阴转阳，故称商阳。此穴属金，为大肠经本穴。

二间（荥水）

二间位于食指第 2 骨节后，故名二间。小者为间隙，放大看经络就如同山涧。
山涧如小谷，不深而有溪流，如同山泉水的多少跟季节有关，秋季少雨少水，
此处也是多气而少水。

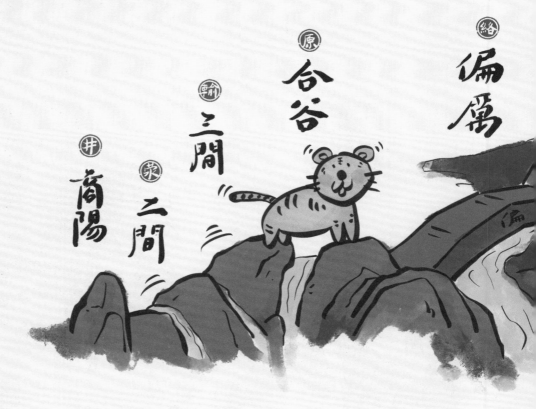

手三里

上廉

温溜 郄

下廉

曲池 合

陽谿 经

阳谿 經

三间（输木）

三间位于食指第 3 骨节后，故名三间。阳经多气阴经多水，二间、三间都是连接合谷前的小涧小谷，可协助合谷之用。

合谷（原）

此穴位于第 1、2 掌骨之间，手掌开合而山谷呼啸，又如虎口气吞山河。面口合谷收，风气引起的头痛、牙痛、面口歪斜等都可寻此穴疏风定气。脚上与合谷对应的位置为太冲，合谷为肃降之金气，太冲为生发之木气，双手双脚合称四关，开四关能调全身之气。

阳溪（经火）

阳溪处少气而多水，如肘部江河汇流，此处是腕部汇流成溪。

偏历（络）

偏历为络肺经之穴，有偏向经过肺经之意，图中以桥示意。夏秋之交，即阳明转太阴时，夏气强秋气弱就会天热难凉，络穴有调节两季两经平衡的意义。

温溜（郄）

郄穴则流域小，溜为缓，缓而温，此处气血缓而不急温而不热，有点像可调电阻，调整整条经络的温度和流速。

下廉、上廉

廉有正直和边的意思，下和上为位置之别，由于其直所以能更好地传递温溜处的余温。

手三里

手三里与鼎鼎大名的足三里相对应，同属阳明经，三里标注了位置，分别离膝眼和肘眼三寸距离。肚腹三里留，同样适用于手三里，能治疗腹痛、腹泻。三里同样有理三焦的意思，在做八段锦理三焦的动作时能感到穴位的刺激。

曲池（合土）

相对于肘内的尺泽，曲池是在外弯曲的，两穴正好一直一弯、一阴一阳。人体的窝部是气血汇聚之处，也是容易瘀积之处，对排瘀泄热非常有效。

肘髎

髎在穴位中很常见，意思是骨头的小孔隙。此穴为金生水之穴，可调肺肾关系。

手五里

古时五里一小亭，如同气血流动也有缓急停歇。五里既是位置上的标注，离肘眼五寸的距离，也有调理五脏的含义。

臂臑

臑是上臂肉丰处，左面是月表示肉，右边有雨表示有水气。与肺经的天府、侠白同一纬度，也是山顶烟雨萦绕的气象。

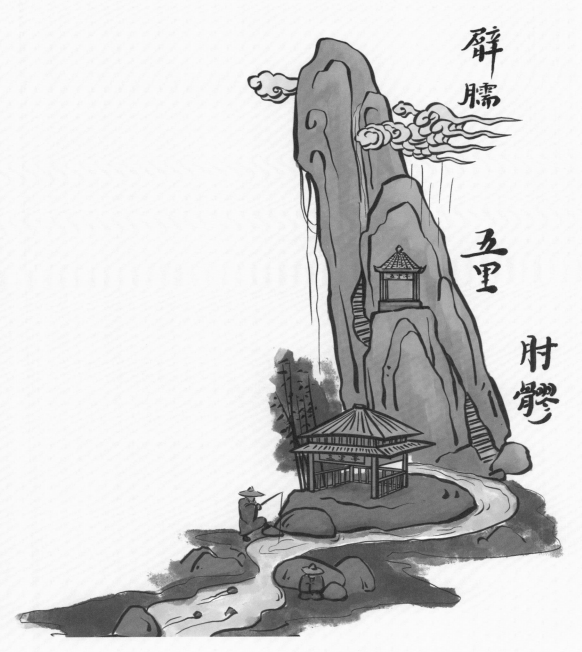

辟臑

五里

肘髎

肩髃

肩髃以位置命名，髃是骨头相接的边缘处。此穴为手阳明经与阳跷脉之交会穴。

巨骨

本穴在肱骨、肩胛骨和锁骨交会的地方，从骨骼来看中间空间巨大。此穴同为手阳明经与阳跷脉之交会穴。

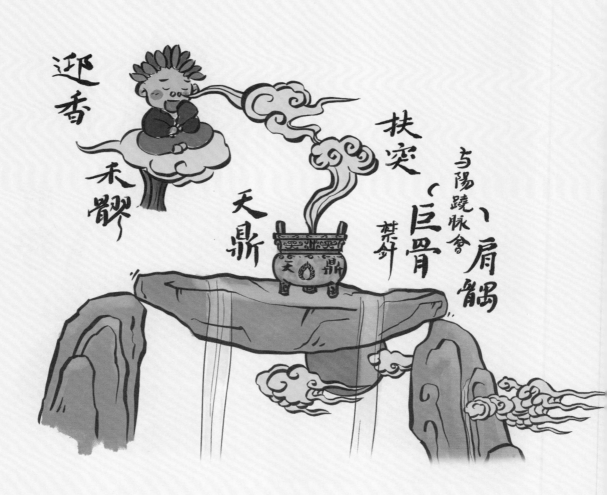

天鼎

鼎是用火烹煮调和用的铜器，符合大肠经阳明燥金的属性。鼎又是极有分量的器物，稳当而承重，可见对于颈部来说相当重要。经之所过，主治所及，此处附近的结节之类也可以在大肠经取穴治疗疏通。

扶突

此穴在动脉跳动处，扶之突突跳，就像天鼎里的汤沸升腾而起。食满者天鼎以上更容易油腻出痘。

禾髎

手阳明大肠和足阳明胃经都在口周绕行，故此处牙痛、牙龈肿痛等问题反映的是阳明经的问题。嘴巴用以咀嚼进食，阳明经又是消化吸收的两条经络，与土地息息相关，在口周有地仓和禾髎两穴。

迎香

香字上的禾是五谷，本是五谷成熟后的气味，迎香就是接纳五谷成熟之气，如同大肠接纳胃处传导来的食物之意，胃脘处的问题可在此穴调理。另，大肠与肺相表里，肺开窍于鼻，此穴在鼻侧，可主治呼吸和嗅觉问题。

足阳明胃经

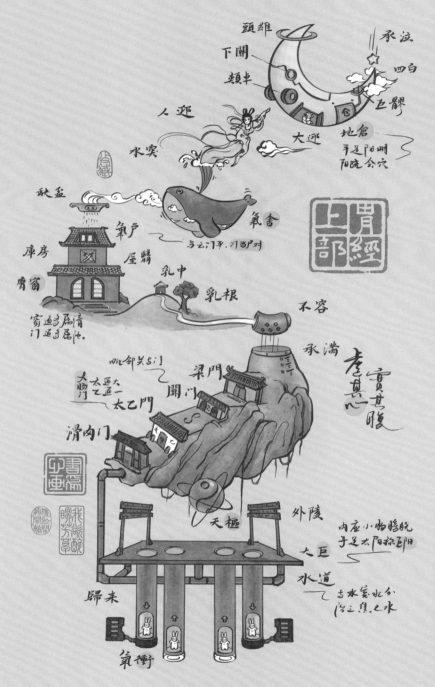

頭維
下關
頰車
人迎
水突
缺盆
庫房
屋翳
膺窗
氣戶
乳中
乳根
承泣
四白
巨髎
大迎
地倉
手足陽明
陽蹻會穴
氣舍
不容
承滿
梁門
關門
太乙門
大腸門
滑肉門
天樞
外陵
大巨
水道
歸來
氣衝

胃經上部
李真胃腹
書畫篇

019

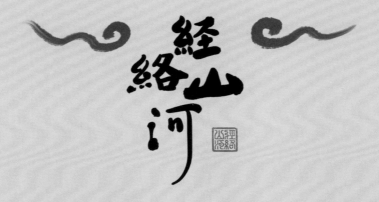

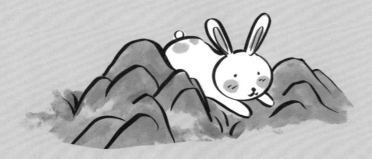

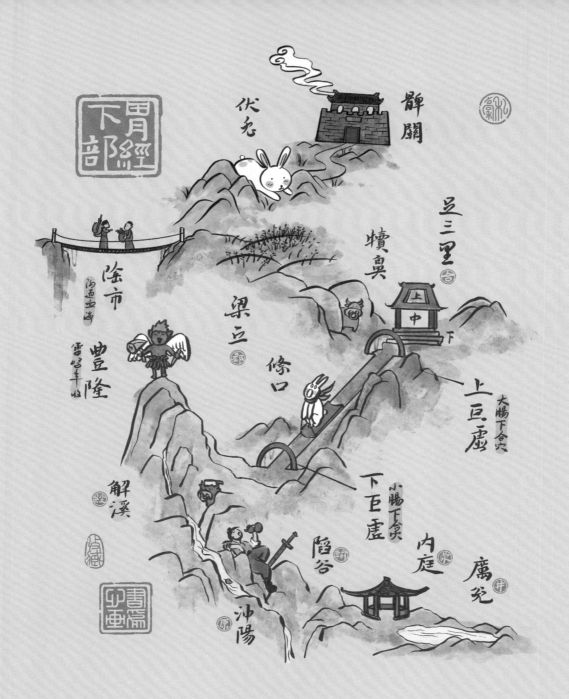

伏兔

犢鼻

足三里

上巨虛　大腸下合穴

梁丘

條口

下巨虛　小腸下合穴

陰市

豐隆

解溪

陷谷

內庭

厲兌

衝陽

髀關

上中下

胃經下部腧穴

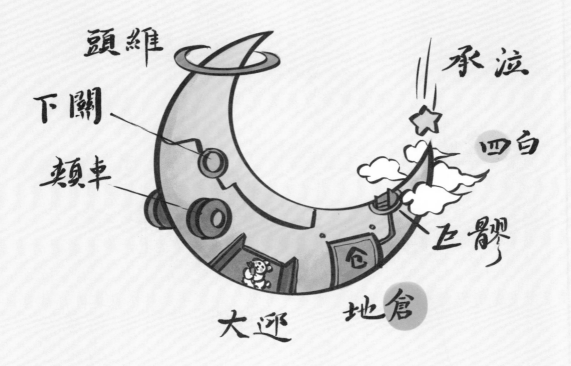

頭維

下關

頰車

大迎

承泣

四白

巨髎

地倉

承泣

此穴为阳跷脉、任脉、足阳明三经之会。顾名思义，承接眼泪之处，此穴调理迎风泪、近视等目疾。

四白

眼保健操有一节揉四白穴，可见其调节眼睛的作用。白为肺色，四朵白云，气水运化之地，位于颧骨内侧凹陷处，如同山顶甘泉润泽整个面部。

巨髎

巨髎就是脸上巨大的孔洞，位于颧骨与上颌骨交界处。此穴为足阳明与阳跷脉之会，可治口眼疾病。

地仓

此穴为手足阳明和阳跷三经之会穴，位于口角旁开 0.4 寸，上对直瞳孔。地指脾胃之土，地仓如储存粮食之仓，此处也正好是含食存食之处。

大迎

大迎意指迎接上传头部的胃经气血，是阳明经头部与身体连接的关口，可调上下通路及脸下部问题。

颊车

辅车相依说的是颊骨和牙床，颊车就在此相接处，所治之症也与口齿开合及齿病相关。

下关

在颧骨上下有上关、下关两穴。关有牙齿开关的意思，也有入内关卡的含义。本穴可治疗面部相应位置问题，也有开关疏泄风邪的作用。图中是个机关门。

头维

维有维护之意，头维在额头两角，有抵御外邪的作用。古人戴帽或护带保护头维和胆经诸穴以防风邪。图中红圈代表护卫的阳明之气。

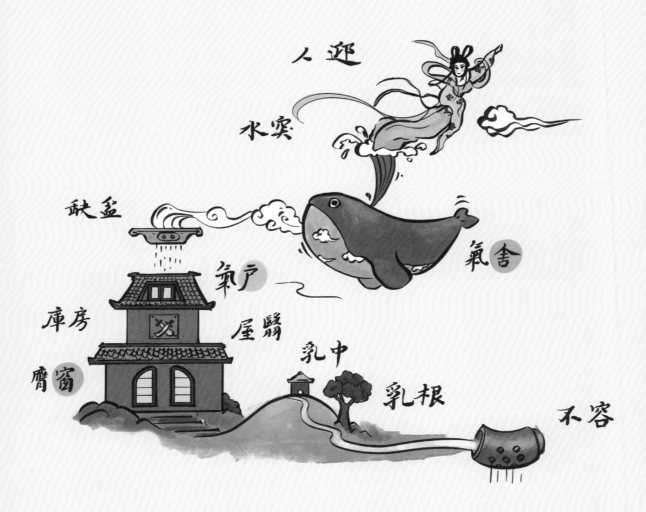

人迎

水突

缺盆

氣舍

氣戶

庫房

屋翳

乳中

乳根

不容

膺窗

人迎

人迎在颈动脉搏之处，为三部九候之一。此画为中秋前创作，故以嫦娥奔月融入画面，有人部往天部而去之意。

水突

与扶突类似，扶突是天鼎的水气上行，水突是气舍的水气上行。此处吞咽时有上突的动作，可通利降逆。

气舍

气舍处经络垂直拐弯，凡拐弯处多是气血汇聚充盈之地。气舍聚气而到水突，意象画成鲸吸气而喷水。

缺盆

缺盆位于缺盆骨（锁骨）上，形象如盆有缺漏，图中为"天盆元帅"。经络所过心室上方，热性把更多水气化，此穴可泻胸中之热。

气户

气户与云门平行门当户对，气户、库房、屋翳、膺窗，经过肺部，如同一个房屋。则气户如同肺的窗户，与云门有相似作用。

库房

库者收藏兵车兵器之所在，与肺金相应，故画了个兵器图标。库房又有储藏存积之意，可治陈滞之病。

屋翳

翳本意为"华盖"，肺为人体之"华盖"抵御外侵，屋翳与之相合，也为抵御外侵的一道重要屏障。

膺窗

膺字很形象，如同肋骨与肉之间，义愤填膺就是此处。此穴如同心胸之窗，可疏泄胸中郁气。窗之通，多属清。门之通，多属浊。

乳中

穴在乳头正中，如图中山坡之中亭。胃经过乳中、乳根，可见其对乳房的影响，胃气不足则乳房下垂，胃经不畅则易引发乳房结节等疾病。

乳根

此穴位于乳房下缘，根者树木之气，此处刚好近上行之肝之木气，则其主调气顺气之用。

不容

容者谷之上盖，不容则是无法承纳，膈肌上下运动，气血不做停留。可调理气逆。

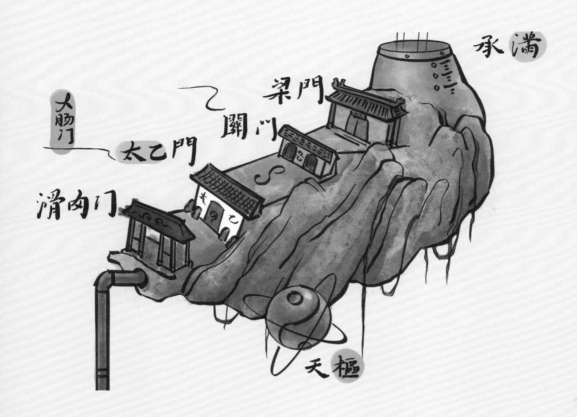

大腸門

滑肉門

太乙門

關門

梁門

承滿

天樞

承满

胃如同小囊袋，承满在胃之两端附近，意在胃满之处。此穴调理脾胃，特别是胃寒两端收紧寒痛。心下承满，《千金方》记载其治心下坚满。

梁门

胃之大梁，纳粮之门。梁可撑其室，亦可破横亘，此穴可提升通达胃气。关门、梁门和巨阙、神阙形成一个天阙和桥梁的星象。梁为木气画了青绿色。

关门

人体穴名与紫禁城颇有相似，上为君王宫殿，下为社稷百姓门道。到下焦，多为五谷消化之门道。关门主治腹部畅通。

太乙门

太乙近脾，有太一本源之意；又太通大，乙字绕行为肠，有大肠门之意。大肠主金色白，因此画了白色。此穴治腹痛，及大肠热结引起的狂躁等症。

滑肉门

滑肉门与水分穴齐平，又近肾水，故以黑色表现。此穴可以调节肠道水分，润肠通利及治疗腹泻、腹痛等。

天枢

天枢为北斗第一星，主持各星运行规律。天枢为大肠募穴，位于神阙穴两旁，如同太极生两仪之上下枢机。此穴对应脾土中央运化能力，调理中焦上下气机的运行。

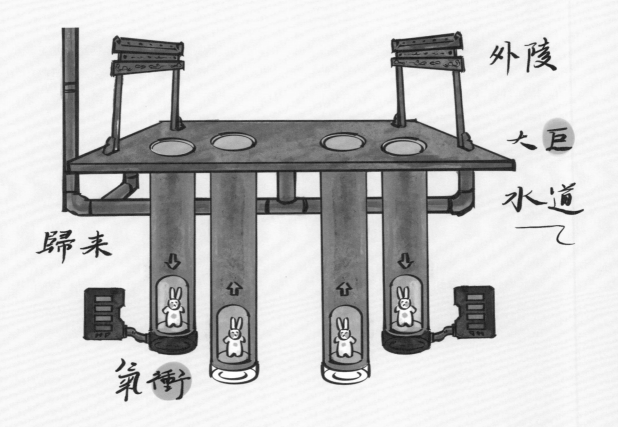

外陵 大巨 水道

归来

气冲

外陵

图中为高起之门，如下焦门。此穴位于腹正中线旁，腹直肌隆起外侧，故名外陵，是治疗腹部气机不畅所致腹痛之要穴。

大巨

本穴在小肠与膀胱处，为手、足太阳之聚，故大巨有双阳之意，对下焦温阳之用。又心与小肠、肾与膀胱之表里关系，故大巨也可调节心肾关系。

水道

《素问》言："三焦者，决渎之官，水道出焉。"此穴位于膀胱附近，如人体之下水道排出废液。小便、月经也属下水，此穴亦可调理。

归来

归来与气冲位于人体下丹田，练功吐纳气息在此处触底翻腾。归来有引气血下行之意，气血就像坐电梯下行。

气冲

气冲与归来形成一个风箱鼓动。气冲偏向调节向上之气机，也可治肠道气机及疝气等。

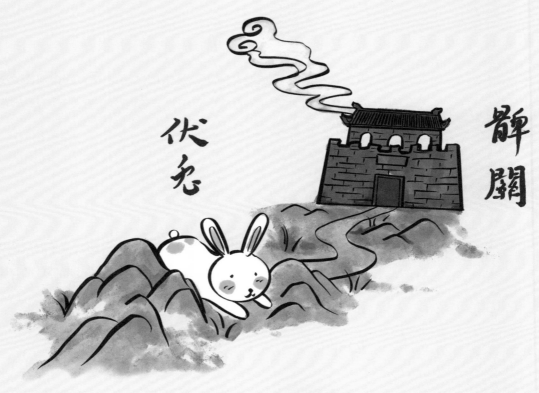

伏兔

髀關

髀关

此穴近髀骨，凡阴阳相交处多称关、门。髀关既是上下之通路，又是阴阳之关隘，可见其交通要道的作用。

伏兔

取跪姿，大腿肉如伏兔状，肌肉凸起处为此穴。此穴引导胃经下行之气血。

阴市

此穴位置对应脾经之血海，与其沟通互市，故名阴市。"阴"也指血液，"市"意为汇聚，此穴多治阴证，具散寒除湿之功用。

梁丘（郄）

髀骨为梁，筋如小丘，筋骨之间便是梁丘，大腿气血充盈，故以梁田绘之。因其近膝关节，可治膝盖之症。

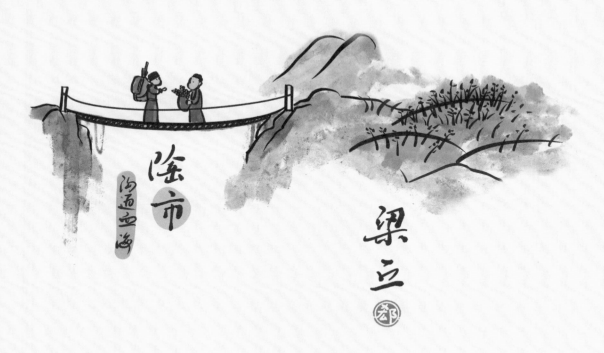

犊鼻

膝眼形如小牛鼻子，也就是犊鼻。此穴主治膝盖之症。

足三里（合土）

胃之大穴，既是合穴又属土。三里既指位于犊鼻下三寸，又有理腹部上中下三部之意。此穴除了调理各种肠胃病，还有补虚强身之用。

上巨虚

胫、腓骨间之巨大空隙为巨虚，上端取名上巨虚。此穴为大肠经下合穴，治大肠之症。

条口

巨虚形如长条之口，中间取名条口。此间虚空无碍气血运行畅快如滑梯下行，处上下巨虚间所治症合大小肠。

下巨虚

巨虚之下端，此穴为小肠经下合穴，治小肠之症。

丰隆（络）

胃经至此迅疾转折如雷之状，丰隆恰是古代雷神之名。此穴治症如雷行破郁，可治头痛眩晕、咳嗽痰多、腹胀便秘等。

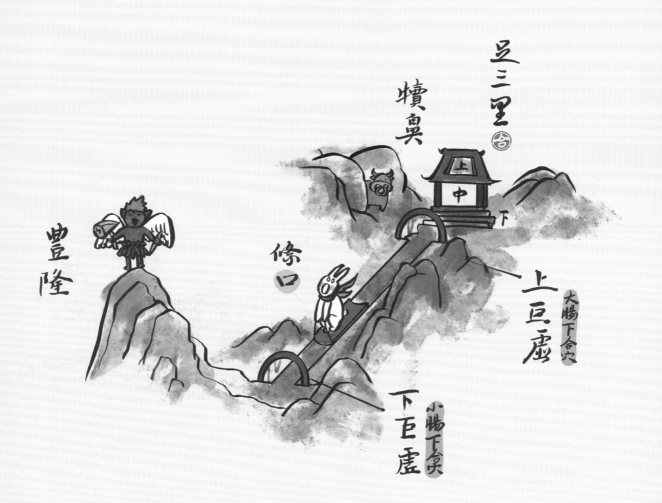

足三里 ⟨合⟩

犢鼻

豐隆

條口

上巨虛 大腸下合穴

下巨虛 小腸下合穴

上 中 下

解溪（经火）

此处气血如瀑布冲至缓坡分解为溪流。解溪位于关节易脱解处，又在肌腱凹陷处，如谷中有水，溪古字为"谿"，正有此意。此穴有引热下行之用。

解溪（经）

陷谷（输）

内庭（荥）

厉兑（井）

冲阳（原）

冲阳（原）

冲阳在足背最高处，如冲出之泉。这个穴名让我想到了令狐冲，其独孤九剑，九为至阳之数。此穴可治胃痛等症。

陷谷（输木）

陷谷位于太冲隔壁，第 2、3 跖骨间的凹陷中，可治面赤肿痛、水肿等症。

内庭（荥水）

此穴较深为内，空间较大为庭。脸有三庭之称，内庭主治五官热证或与此有关 [1]。

厉兑（井金）

厉为深刻之意，兑在八卦中为泽卦，厉兑呈现深泽之阴象。阴阳互根，足阳经末穴均为极阴之象，同治五官热证。

---

[1] 有言左右经络反向运行，故可以下治上，需考证。

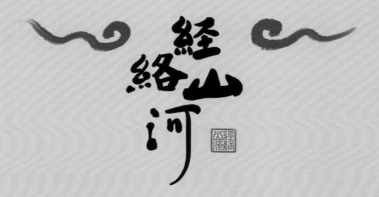

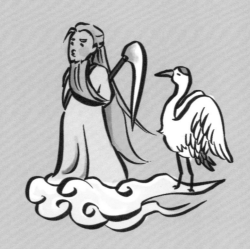

足太阴脾经

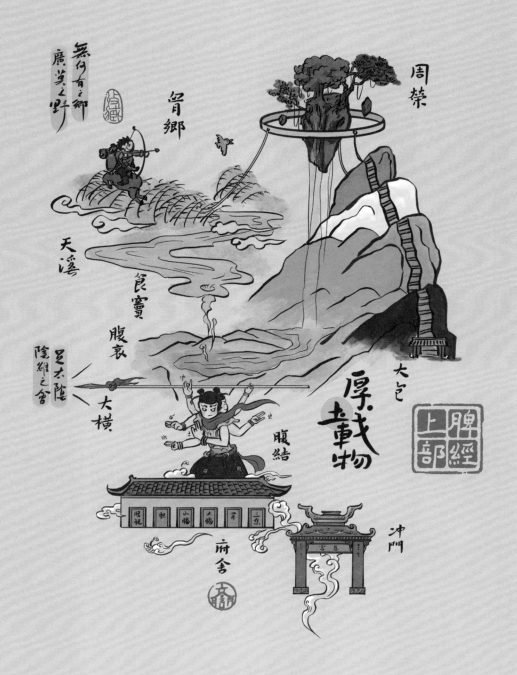

無何有之鄉
廣莫之野

胃鄉

周榮

天溪

食竇

腹哀

陰鄉之舍
足太陰

大橫

厚土載物

大包

腹結

脾經
上部

府舍

沖門

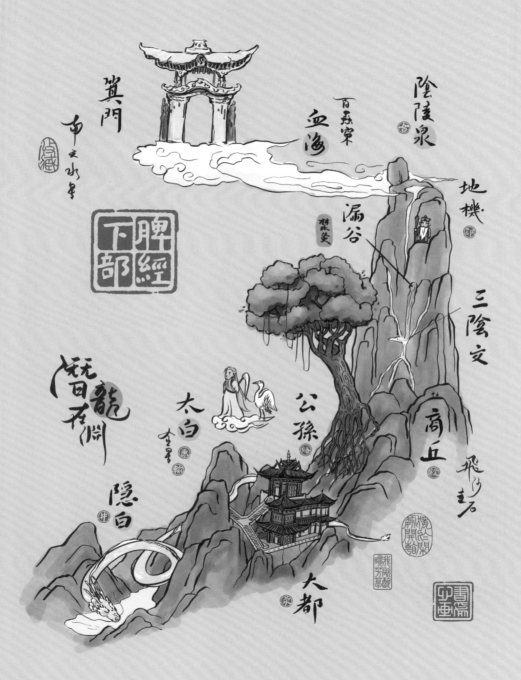

箕門

陰陵泉

血海

百蟲窠

陰陵泉

地機

漏谷

禁灸

三陰交

脾經下部

龍淵

太白

公孫

商丘

飛岳

隱白

大都

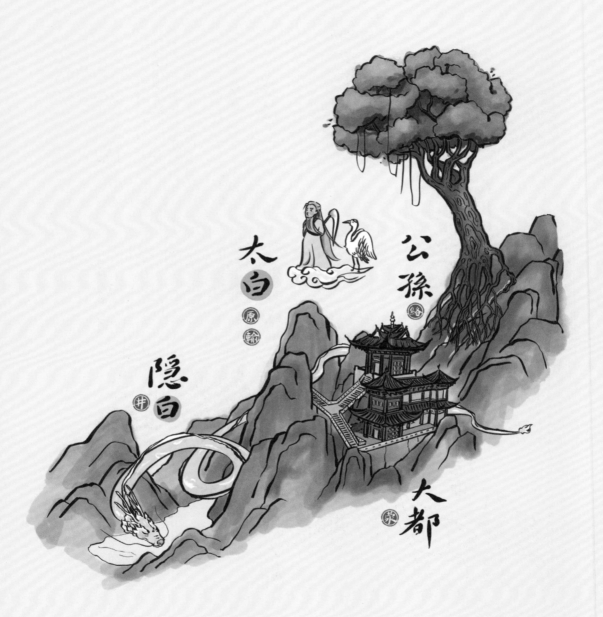

太白
原
翰

隐白
井

公孫
絡

大都
榮

隐白（井木）

隐与稳同藏急，虽隐而蓄势。白为肺金之色有沉降之力。隐白画成了白龙隐匿，可镇定不安之气，治疗月经过多、便血等出血证。

大都（荥火）

"都"在古时有脾土之意。此穴处脚掌肉丰盈处，脾主肉，故称"大都"。其位置如下游浅滩，其势缓而易堆积杂物，故有清理疏通脾经之效。

太白（输土，原）

白为肺金色，太白又为金星名，图中画了太白金星，也融入了李太白的气韵。本穴属土，为脾土原穴，颇有脾土生肺金之意。其治症也如用兵迅猛，宜用病之初。

公孙（络）

此穴处有静脉网，公孙为众多孙系，如大树之根系错综。公孙络胃经，协调脾胃之平衡，如地铁换乘站和交通路口，起到梳理分流作用。

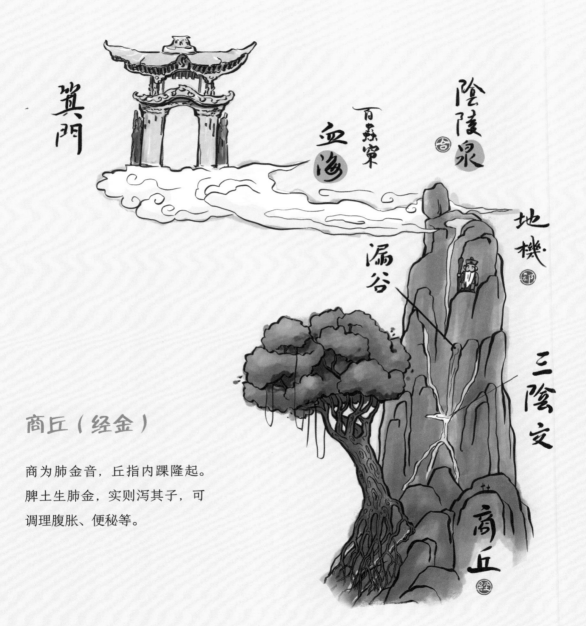

箕門

血海
百蟲窠

陰陵泉
合

地機
郄

漏谷

三陰交

商丘（经金）

商为肺金音，丘指内踝隆起。
脾土生肺金，实则泻其子，可
调理腹胀、便秘等。

商丘
经

三阴交

顾名思义，三条足阴经在此交汇，如人体之六味地黄丸，则其功在同调三个经络。阳主气阴主血，则其可调和周身之血。

漏谷

《医宗金鉴》谓：胫骨有漏血孔，与本穴遥相关通，故名之为"漏谷"。《铜人》禁灸，防其由漏血孔传热及髓。漏谷也有消谷之意，可治腹胀。

地机（郄）

地为脾土之运化，机为气机，故此穴以调理气机运化为主。

阴陵泉（合水）

胫骨端如陵（小丘），阴陵泉如山之泉眼，内深而泉涌。与阳陵泉相对，阴陵泉主治内之阴证。

血海

血海为脾经气血所集聚之处，以脾运化之力调周身血液之症，如月经不调、湿疹等问题。

箕门

箕为南天星名，故绘之南天门。其星象形似簸箕，也如腿张开之形。因门之开合，其主治小便不利、遗尿等问题。

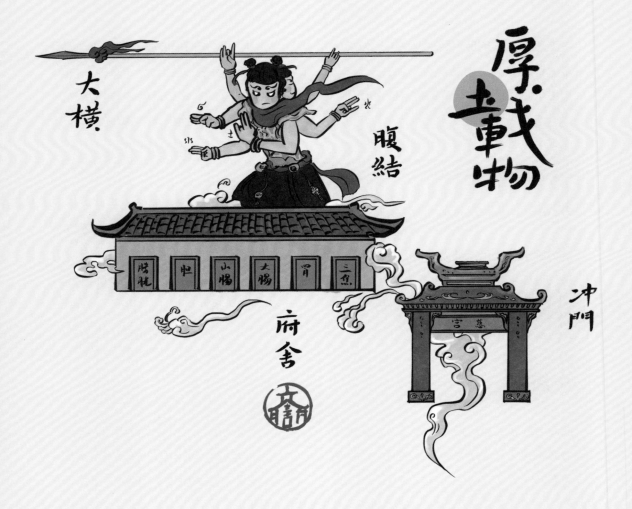

厚土載物

大横

腹結

府舎

冲門

膀胱 膽 小腸 大腸 胃 三焦

慈宮

冲门

冲门平齐于气冲穴，作用也类似，通达上下调和气机。又名慈宫，以其脾土慈肺金之意。主治腹痛、疝气等。

府舍

此穴画的是六腑之宿舍，意在六腑之气沉积修养之所，可调理六腑之气机。

腹结

柔肠百结，结为凝聚缠绕之意。画的是六臂哪吒结印的形象，六印对应六腑。此穴可用于聚气散结。

大横

此穴平于脐，气血在此横行为主，治疗腹痛、腹泻、便秘等症。

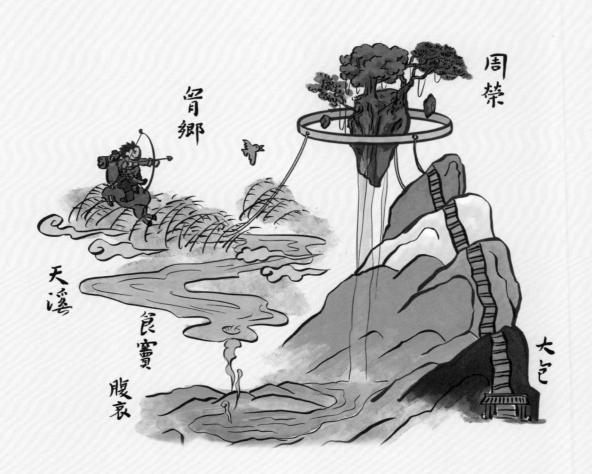

周榮

骨鄉

天澇

食實

腹哀

大包

腹哀

此处受肠道的金气而感应悲哀。悲伤时有"肝肠寸断"，则有腹痛、食不化等，取此穴调理。

食窦

窦是小孔之意，在此是食物的通道——食管之意，可治食管相关之症。

天溪

位于天池旁，如池边溪流。主治胸胁疼痛、咳嗽上逆、乳痈等。

胸乡

乡为旷野之意，胸乡者心胸开阔之处。绘之在旷野中射箭之人，是因八段锦第二节"左右开弓似射雕"，有扩胸理气之意。

周荣

周者涵盖四周，荣之生机繁荣，此穴有通达郁滞、润泽五脏之用。

大包

图中五色五行山为五脏，大包行至周荣如包住五脏之要道。脾统血，大包有汇聚体表血液回归脾脏之用。

手少阴心经

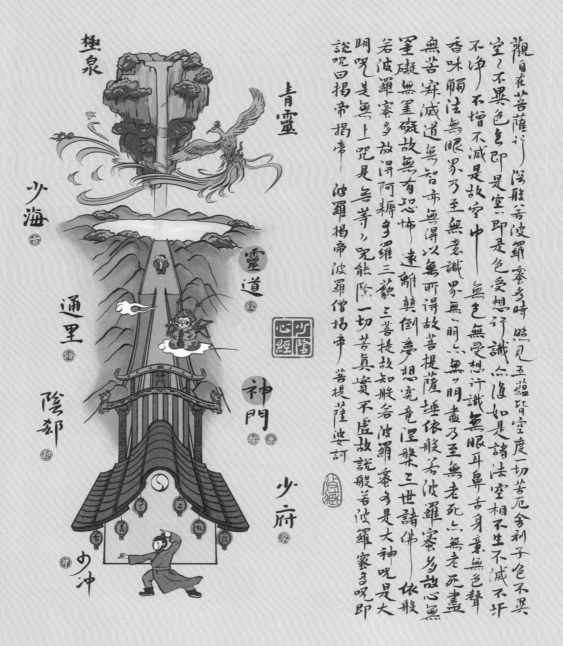

観自在菩薩行深般若波羅蜜多時照見五蘊皆空度一切苦厄舍利子色不異
空空不異色色即是空空即是色受想行識亦復如是舍利子是諸法空相不生不滅不垢
不淨不增不減是故空中無色無受想行識無眼耳鼻舌身意無色聲
香味觸法無眼界乃至無意識界無無明亦無無明盡乃至無老死亦無老死盡
無苦集滅道無智亦無得以無所得故菩提薩埵依般若波羅蜜多故心無
罣礙無罣礙故無有恐怖遠離顛倒夢想究竟涅槃三世諸佛依般若
波羅蜜多故得阿耨多羅三藐三菩提故知般若波羅蜜多是大神咒是大
明咒是無上咒是無等等咒能除一切苦真實不虛故說般若波羅蜜多咒即
說咒曰揭帝揭帝波羅揭帝波羅僧揭帝菩提薩婆訶

極泉　青靈　少海　靈道　通里　陰郄　神門　少府　少衝

少陰心經

极泉

极泉者极深之泉，画中代表心形的浮岛泉水流泻而下。

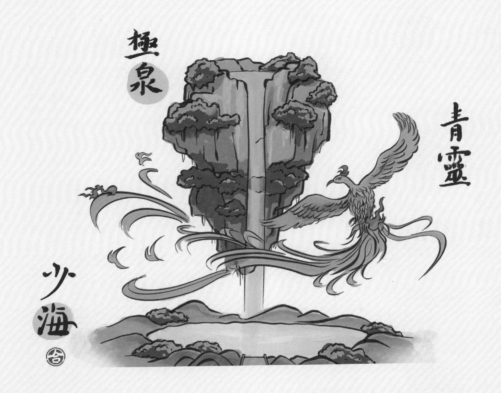

少海（合水）

少阴为阴之初气，汇聚至此而成海。且其为合穴又属性为水，则可治心之热证。

青灵

青为东方生发之色。青灵似青鸟，青鸟为凤凰前身，就像木生火。故可调理与木气相关之目疾、头风等症。

灵道（经金）

心肾同为少阴，同气相求。肾藏有形之精灵，灵为引神之媒介，心藏神，故而此穴可引火归元，与调节心肾有关。画中为代表肾水的猪八戒。

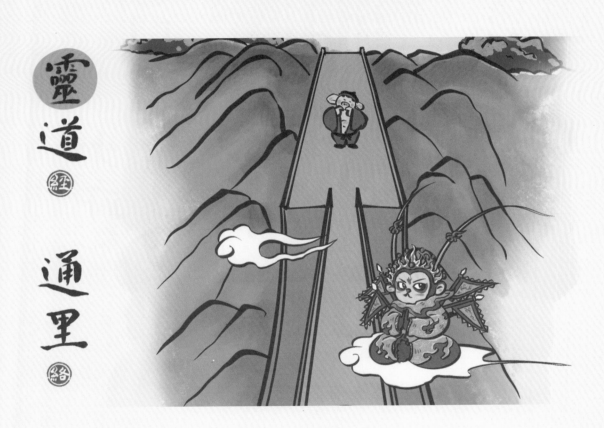

通里（络）

络穴沟通手太阳表里，同样是沟通心肾的桥梁。本穴可治心悸等症。

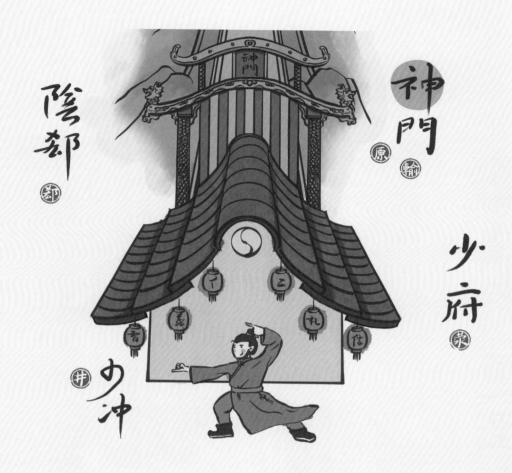

阴郄（郄）

恰逢阴经之郄穴，郄穴有调节流量的作用，同在灵道和神门之间沟通心肾。
治惊悸、盗汗等。

神门（输土，原）

这里画了心猿悟空。心藏神，神门又是原穴，故有补益心气的作用。

少府（荥火）

少府为聚，邻于劳宫而为府。能舒少阴心肾之抑郁之气。

少冲（井木）

少冲为散，少为初始之气。喜欢武侠小说的都应知道六脉神剑，其中的少冲剑就来自少冲穴。少冲用于生发心气，调和表里。

观自在菩萨行深般若波罗蜜多时照见五蕴皆空度一切苦厄舍利子色不异空空不异色色即是空空即是色受想行识亦复如是舍利子是诸法空相不生不灭不垢不净不增不减是故空中无色无受想行识无眼耳鼻舌身意无色声香味触法无眼界乃至无意识界无无明亦无无明尽乃至无老死亦无老死尽无苦集灭道无智亦无得以无所得故菩提萨埵依般若波罗蜜多故心无罣碍无罣碍故无有恐怖远离颠倒梦想究竟涅槃三世诸佛依般若波罗蜜多故得阿耨多罗三藐三菩提故知般若波罗蜜多是大神咒是大明咒是无上咒是无等等咒能除一切苦真实不虚故说般若波罗蜜多咒即说咒曰揭帝揭帝波罗揭帝波罗僧揭帝菩提萨婆诃

手太阳小肠经

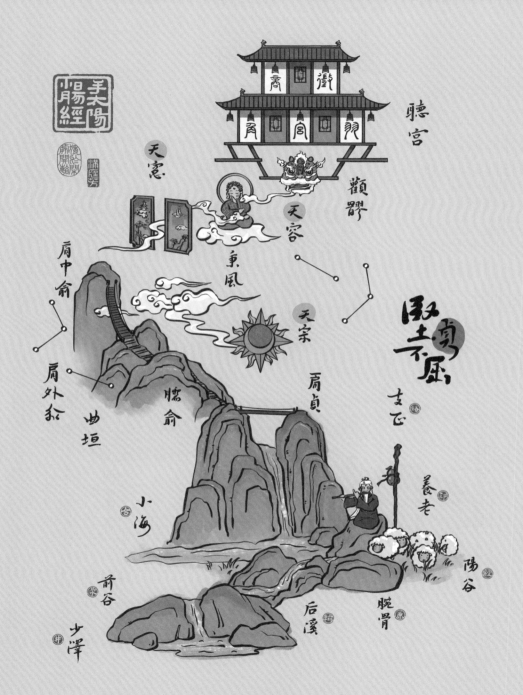

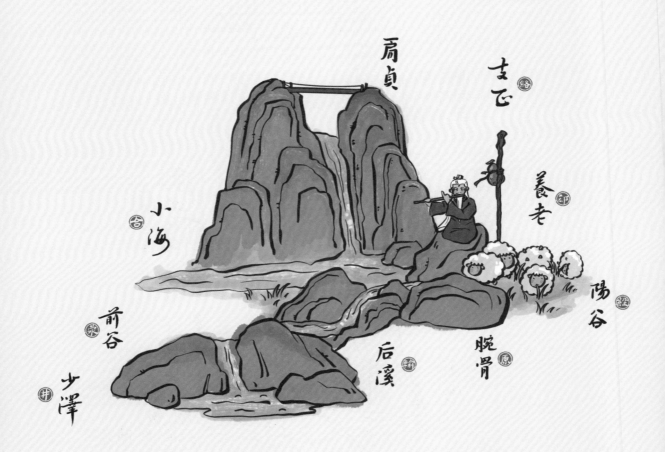

肩貞

小海

前谷

少澤

后溪

腕骨

支正

養老

陽谷

少泽（井金）

从少阴君火到太阳寒水，此处呈河泽气象，泽为兑卦，为少女阴柔之象。故此穴起润泽及调节阴阳的作用。

前谷（荥水）

穴位所在位置为小指第二节处，多骨而少肉，如多谷而少水。与足对应位置为通谷。以其荥水可治热病，也可治五官病症和产后无乳。

后溪（输木）

水过谷而成溪流，本穴有清阳之气上行督脉，为督脉手太阳之会，有强化督脉阳气作用，可治头项强痛、腰背痛等痛证，以及耳聋、目赤等症。

腕骨（原）

近腕骨而取其名，此穴为小肠经原穴可生发小肠经气，可治指挛腕痛、头项强痛、目翳、黄疸等。

阳谷（经火）

画了羊之谷，以羊之热性表示阳谷之火气和阳气。此穴近于阴郄，可同调之用。

养老（郄）

养老在外侧腕骨尖处，转腕而现其穴。以其主治目视不明、肩背酸痛，如老年之衰，故而取名养老。图中老人为取穴之姿。

支正（络）

联系养老画了一根支正的拐杖。取穴时以手支撑头而正直，经络转折处即是。因其络于心经，故可调节心小肠之关系。

小海（合土）

小肠经气血汇聚之海，也是麻筋所过之处，可治肘臂疼痛、麻木，癫痫等。

肩贞

肩贞位于肩关节后下方，如桥梁连接，坚贞不屈。其为交通要道，对于肩周疾病和通利四肢尤为重要。

天宗

天宗者，日月星辰也。取其名以示网罗背脊之效用。

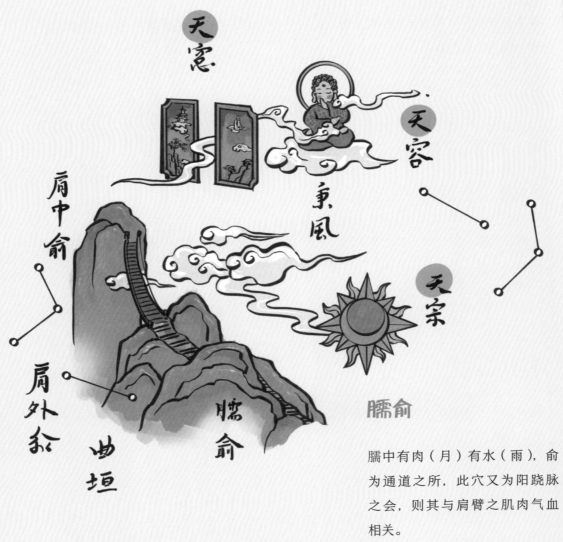

臑俞

臑中有肉（月）有水（雨），俞为通道之所，此穴又为阳跷脉之会，则其与肩臂之肌肉气血相关。

秉风

秉为秉持掌握之意，以其风可克湿，肩臂风湿之症可取此。

曲垣

曲垣为环绕之星象，有通利肩周之用。

肩外俞

肩之外围通路，主治肩背疼痛、颈项强急等。

肩中俞

肩之接近中脊的通路，除了治肩颈问题，因近于肺和呼吸道也可用于呼吸系统疾病。

天窗

窗之通，通其清，可作为一个散热通气的窗户，治疗咽喉肿痛、颈项强痛等，也可治耳鸣、耳聋。

天容

容是包容盛纳之意，也有面容相关之意，可治五官和颈项之症。

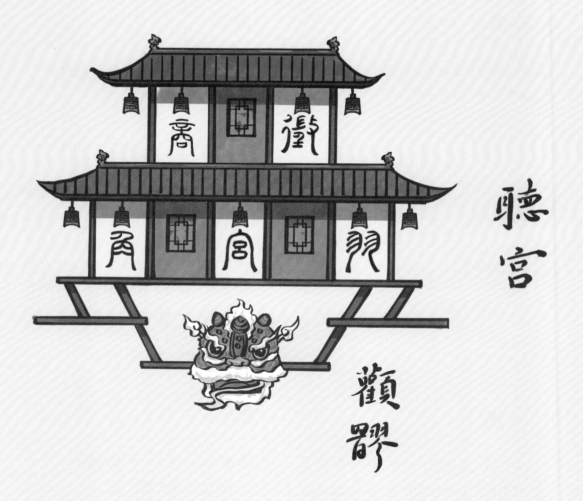

聽宮

鞁鞮

颧髎

颧骨下方的孔洞，开口取穴更正，故而画了醒狮头，开口纳气之形。治疗口眼㖞斜等面部症。

听宫

听宫为耳前深室，开口取此穴，主治耳病。听者得音，五音入五脏，所绘宫商角徵羽五音宫室，对应五脏之律。

足太阳膀胱经

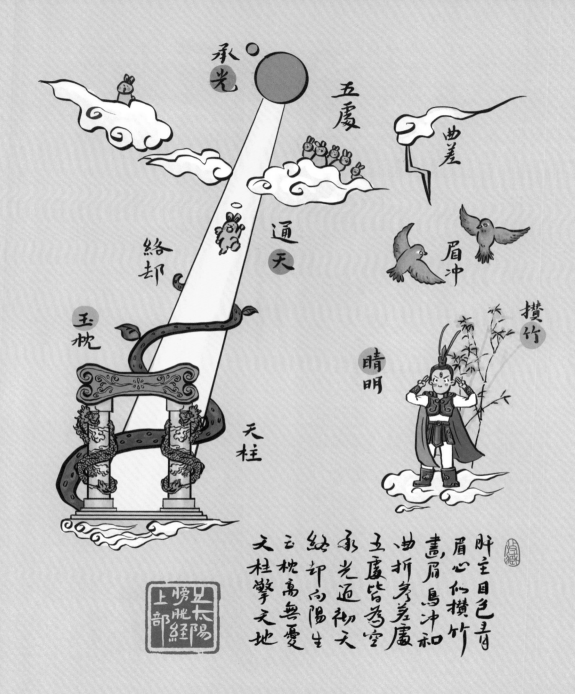

承光

五處

曲差

通天

眉沖

絡却

攢竹

玉枕

睛明

天柱

肝主目色青
眉心似攢竹
畫眉鳥沖和
曲折參差屬
五處皆為空
承光迴御天
絡却向陽生
玉枕高無憂
天柱擎天地

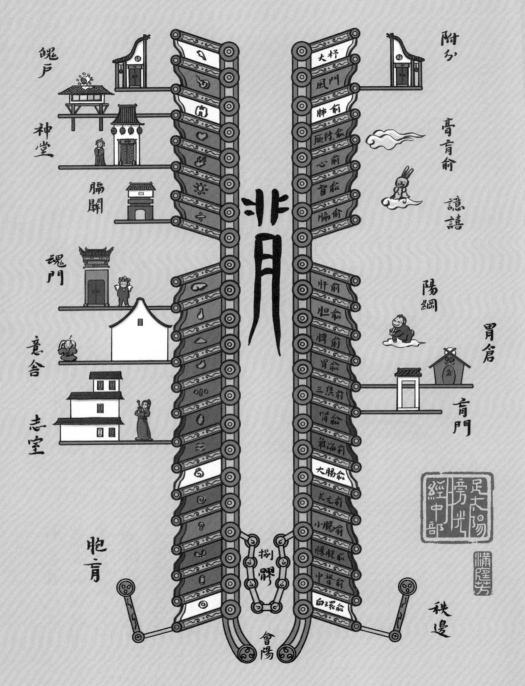

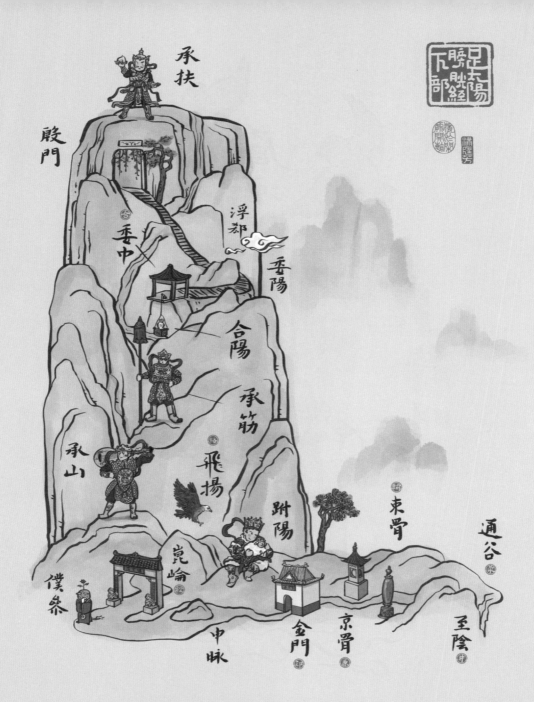

承扶

殷門

浮郗

委中

委陽

合陽

承筋

承山

飛揚

跗陽

束骨

通谷

崑崙

僕參

金門

京骨

至陰

申脈

069

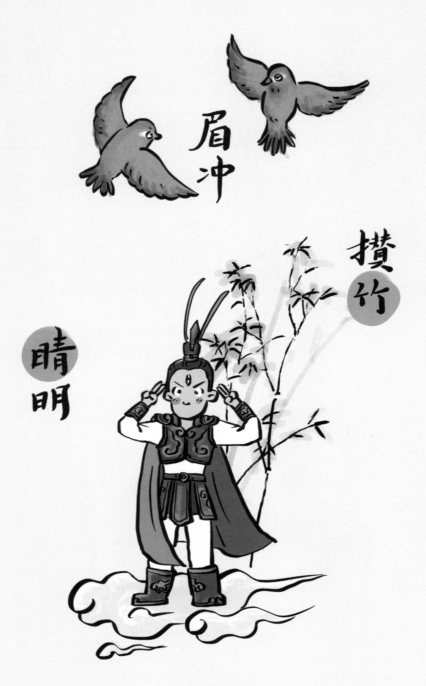

眉冲

攒竹

睛明

睛明

本穴为督脉、手太阳、足太阳、足阳明、阳跷、阴跷六脉之会。肝开窍于目，色青，目青正是睛，明为日月阴阳协调，故而睛明治疗目疾最效。

攒竹

攒竹为眉毛如聚集竹叶之意，所在皱眉之处，此穴可舒展肝郁，可治头痛及目疾。

眉冲

冲气以为和，图中两画眉形成冲和之势，以其求和而治头痛、鼻塞等症。

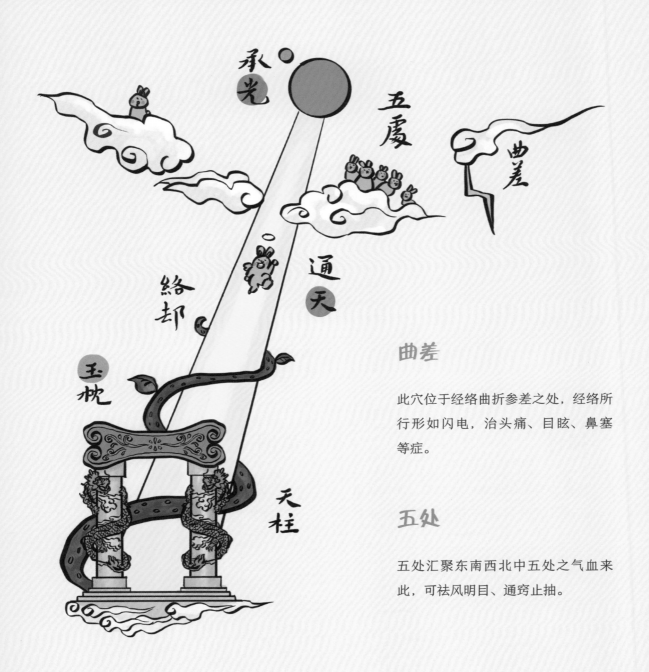

承光

五处

曲差

通天

络却

玉枕

天柱

曲差

此穴位于经络曲折参差之处，经络所行形如闪电，治头痛、目眩、鼻塞等症。

五处

五处汇聚东南西北中五处之气血来此，可祛风明目、通窍止抽。

承光

在头顶如承受光照之处，温暖整个太阳经，可治头痛、目眩等。

通天

此穴既是处于人体至高之天位，也是与天沟通之处。鼻司呼吸，亦为通天。此穴可治头痛、眩晕、鼻塞不闻等。

络却

脉之横过者为络，络于此穴入里而又折回故为却，有作"络郄"孔隙之意。治头晕、耳鸣、目视不明等症。

玉枕

古人睡觉爱用玉枕，以其支撑固定和温润清凉，正睡相、清烦热。头部所着之处便是玉枕穴，其作用也是清新爽利。

天柱

颈后两大筋如同撑天之柱，天柱就在此处，也是上下之要道，有通利散热之用。

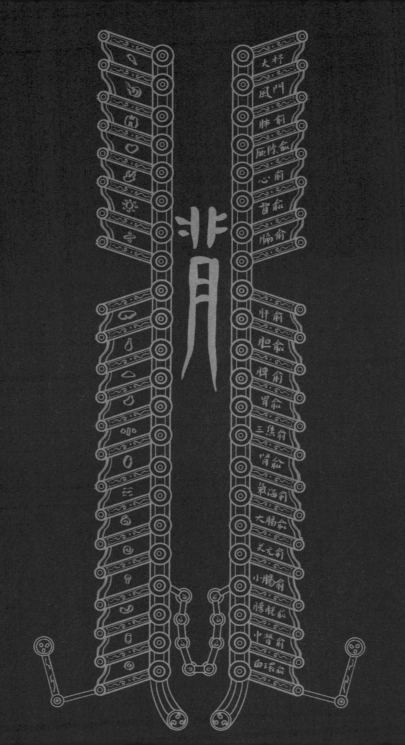

大杼

此穴为八会穴之骨会。杼篦为织布机上的工具，形如梳子。背部膀胱经就如梳子般整齐排布。现在可能比喻成地铁，通达整个城市。

风门

本穴近于陶道穴，陶道为陶钧旋转之意，旋转而生风。此为风门，位于肺俞之上，如肺之排气扇散热之用。

俞穴

俞有输送通道之意，背部之俞穴密布，如五脏六腑之地铁通道，又如人体之长江黄河，治病如治天下长河，瘀堵者疏泄，寒凝者温煦通利。刮痧、拔罐、按摩通常以膀胱背俞穴为主，先调主干而后治微末。

八髎

脊椎下端愈合而成荐骨（现称骶骨），左右各四，共八孔，称为八髎。其近于尾闾，与道家之小周天升降有关。其治证主要为下焦之症及腰臀之疾。

会阳

膀胱经左右两边在此会于督脉之阳，可提升振奋下焦阳气，治各类阴湿之症。

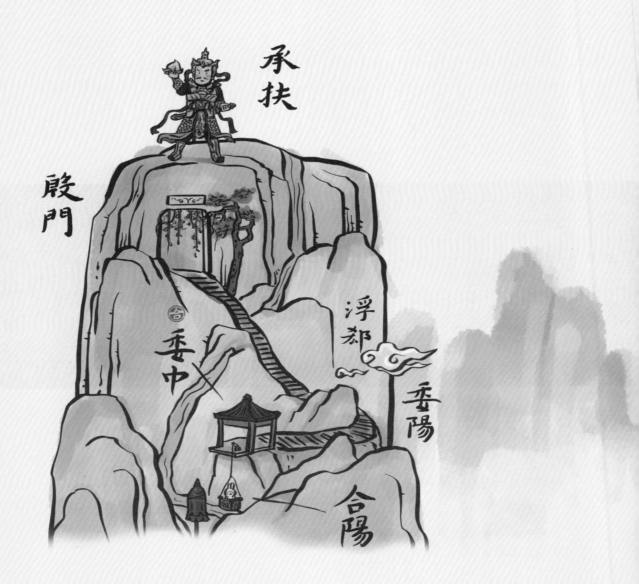

承扶

殷門

浮郄

委中

委陽

合陽

承扶

此穴在臀横纹正中，如承托臀部。下又有承筋、承山穴，加跗阳以四天王为参考绘之四力士。托桃（臀）力士，喻其对于整个人体的支撑之用。肾俞至委中一段与肾经并行深浅不同，故也同调肾经之症。

浮郄

升浮降沉，近于中而为浮，此穴近于委中气血浮盈，如云之浮而待降。则其功在降上浮之热而通于下。

委中（合土）

经络在此继续转折堆积，腘窝也为弯曲之处，此穴处腿之中部，又在横纹中点，故名"委中"。相对应的人体中点弯曲处就是腰，故而有"腰背委中求"。此穴又为本经的一大排污口，可排瘀堵湿邪。

殷门

此穴位于大腿肌肉殷实之处，故取名"殷门"。门之作用在于开阖疏泄，此穴在于疏通上下，可治腰痛、下肢痿痹。

委阳

此穴为三焦经下合穴。此处经络转折，委为弯曲累积处，因近外侧而为阳。治腹满、小便不利等。

魄户

此穴平于肺俞，肺俞如通道，魄户乃正室。肺色白藏魄，图中为小魄之家，以窗示意气户。有气魄和落魄是两种状态，肺气足魄才能安于户，此穴用于调节气喘、肺痨等症。

神堂

此穴平于神道、心俞。神道、心俞为通道，又在神藏之背后。神堂为正堂，堂为阳而室为阴，区别于志室。心色赤藏神，图中为心神之堂，图中五脏绘于左方便理解。神堂需要常清明而少燥郁。

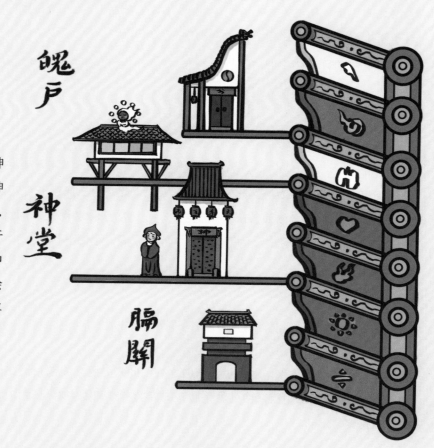

魄户

神堂

膈關

膈关

平于膈俞穴，同关乎膈之升降，隔心肺与肝肾，隔下上阴阳。此穴起调节作用，主治胸闷、嗳气、呕吐、气逆等。

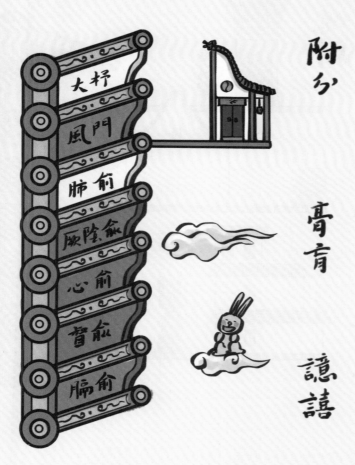

附分

附分为膀胱经附属之分支，如国道与乡路之别，国道主交通而乡路深入村野。

膏肓

心下脂肪为膏，膏下膈膜为肓，膏肓都从月，如心肺之油膜有润滑储能之用。此穴治各种虚劳之症。

谵语

按压时口呼谵语之声。心肺跳动呼吸为沟通心意之法，谵为意之声，而语为心之声。本穴治劳损、咳嗽、疟疾等症。

魂门

此穴平于肝俞穴，肝藏魂色青，肝为将军之官，故而有惊魂未定、魂不守舍等词。魂门即为开阖之处，调肝气不舒、肝脾不和等。

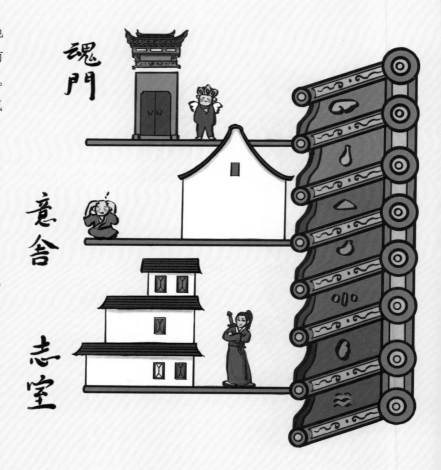

意舍

此穴平于脾俞穴，脾藏意色黄，脾主思故而画了端坐思考的样子。治脾胃之症。

志室

此穴平于肾俞穴，肾藏志色黑，绘以有志之士。雄心壮志、专心致志、神志不清都与心肾相关。

阳纲

此穴平于胆俞穴。胆者，中正之官，中正为阳道之纲纪，故名阳纲。肝胆相照，表里内外。肝升胆降，以此调不降之症。

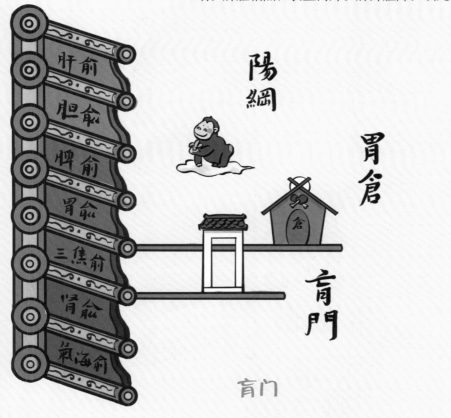

陽綱

胃倉

肓門

胃仓

此穴平于胃俞穴。胃为仓廪之官，故名"胃仓"。主治胃病。

肓门

此穴平于三焦俞穴，连及内腑脂膜，与腹部之肓俞穴相照应。《内经》云："肓之原根于背上，生于肝系。"如内在肓源通外之门，其治则与全身之脂膜相关。

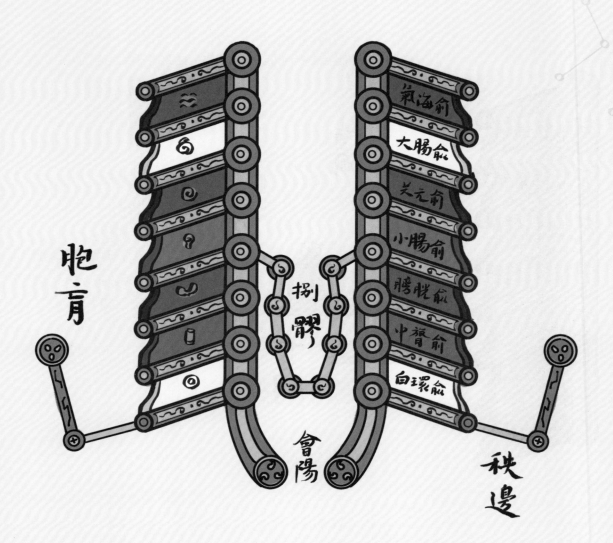

胞肓

捌髎

會陽

秩邊

氣海俞
大腸俞
关元俞
小腸俞
膀胱俞
中膂俞
白環俞

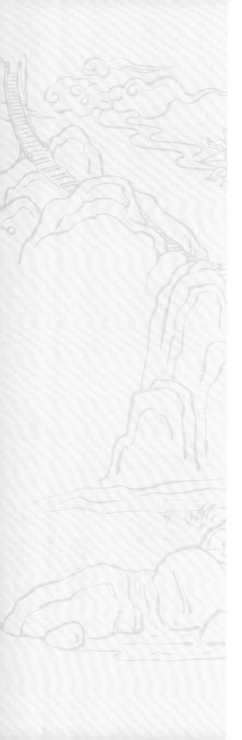

胞肓

本穴平于膀胱俞。"胞"为胞宫,"肓"为脂膜,则其治证与膀胱、生殖系统相关。图中绘了如胞状内有"子"。

秩边

秩为动态排列,如背部膀胱经之穴排列有序,秩边为其两边。治腰痛、小便不利、痔疾等症。

合阳

本经由附分而分,又于合阳而合,图中也是泉路与山路之合。既为合路,则有交通疏导之用,合流之处也阳气更盛。

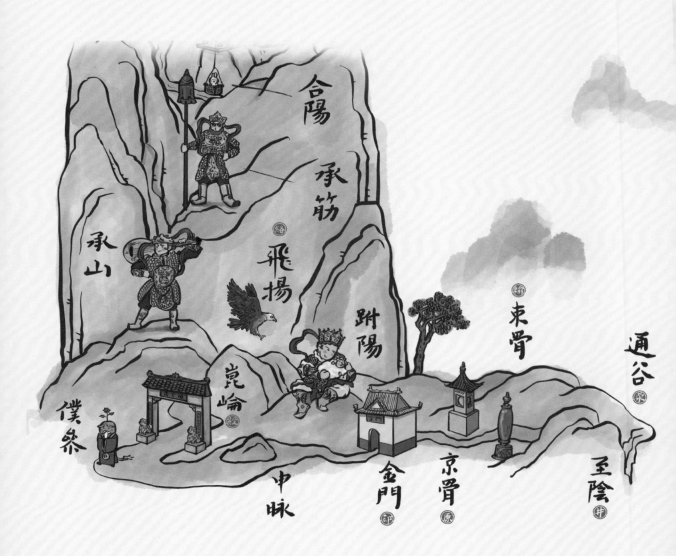

合陽

承筋

承山

飛揚

跗陽

僕參

崑崙

金門

京骨

束骨

通谷

至陰

中眿

承筋

腓肠肌两肌腹之间，为足太阳筋、经之会，可调与筋相关之疾病。承筋力士以中分之势，肝主筋藏血，所以用了红色。

承山

此穴在比目鱼肌合缝处，如承山势下行之合，落势激流，人湿重时夜间感承筋、承山处抽筋鼓动，如山雨之冲击。此穴为膀胱经下行之要道。承山力士之琵琶弹奏如急雨，大珠小珠落玉盘。

飞扬（络）

本穴经络由阴处转向阳处，如承山处激流激荡飞扬。此穴又络于足少阴肾经，肾气足之人常能梦中轻松飞起，肾藏志而志存高远。因其上扬之势可调头部疾病，又可调节膀胱经之阳气。

跗阳

跗为足之背，足背之足少阳胆经和足阳明胃经上行之气在此带动膀胱经之气上行，故名"跗阳"。治腰痛、下肢疾病、头痛等。绘以缚羊力士，如依附于阳气之意。

昆仑（经火）

脚踝喻作昆仑山，古代把昆仑山称为"万山之祖"，足为根与之呼应。昆仑穴在脚踝后与跟腱之间，画中是昆仑山下昆仑墟。头顶百会穴被称为昆仑之巅，故头痛可上病下取此穴。

仆参

仆参为仆从参拜之意，足跟为微末之处，其势低下。为方便记忆，绘以人参仆人，因为人参为根，与足之根相对应。

申脉

此穴为足太阳经与阳跷脉之会，申脉为引申之通路，"申"又通"伸"，上病下治则可对应头部颈项之伸展。

金门（郄）

肺色金，足太阳有金门，足太阴有太白，对应都与肺气相关。阴阳互动也，如足少阴之大钟相对于足少阳之悬钟，足阳明之冲阳相对于足厥阴之太冲。

京骨（原）

京为高丘，此穴在京骨之下名同京骨。治头痛、项强、腰腿痛等。

束骨（输木）

束为束缚、捆绑之意，如此处收拢脚趾骨之意。主治头痛、项强、目眩等症。

通谷（荥水）

通谷为通向深谷之道，以其水流渐渐流向至阴之处。同是治头部之症。

至阴（井金）

太阳根于至阴，足太阳由此而潜入至阴之底部，穴位所在为足小趾外侧，在人体至低至外之处，相应至阴。

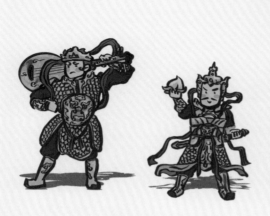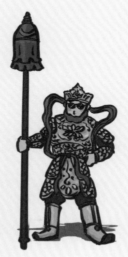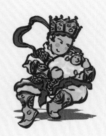

足少阴肾经

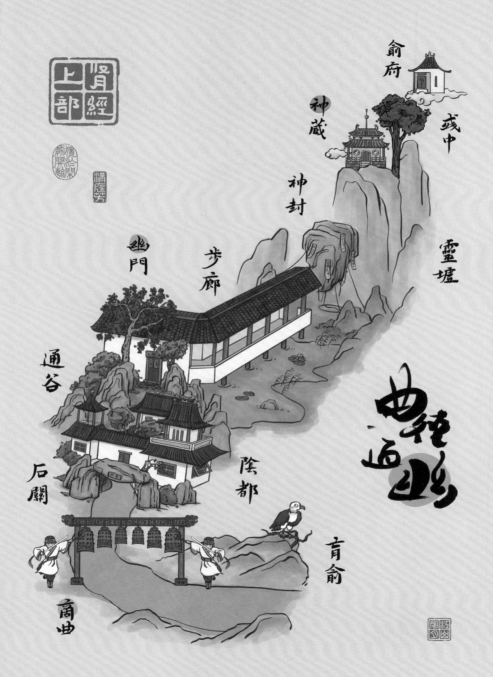

俞府

歲中

神藏

神封

靈墟

幽門

步廊

通谷

陰都

石關

肓俞

商曲

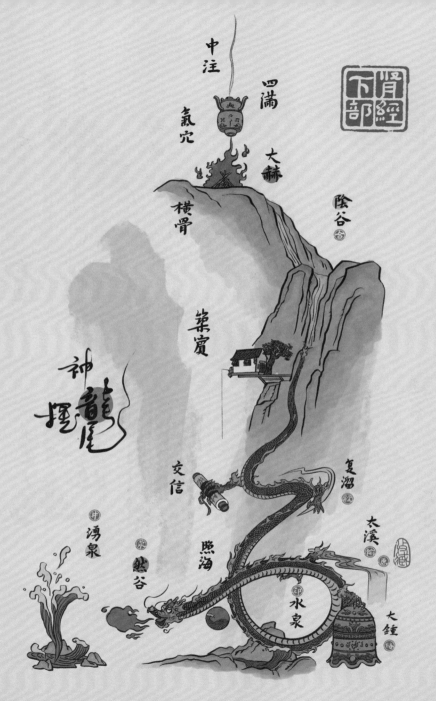

中注
四满
肓俞
大赫
横骨
阴谷
筑宾
神龍擺尾
交信
复溜
太溪
涌泉
然谷
照海
水泉
大钟

肾经下部

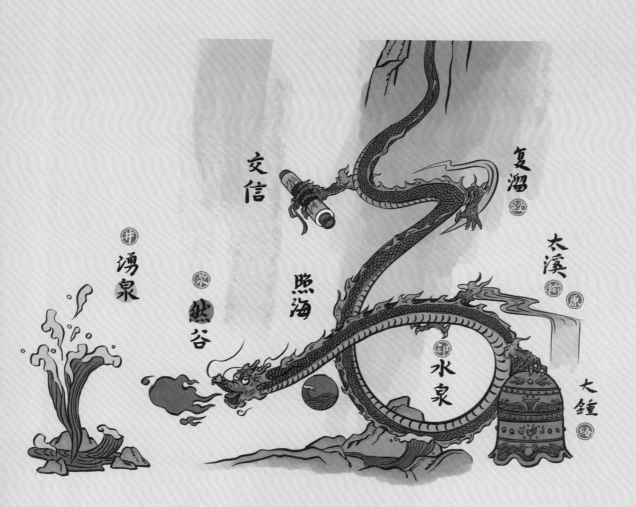

交信

复溜

太溪

湧泉

然谷

照海

水泉

大鍾

涌泉（井木）

本穴经气由至阴之静转而为涌泉之动，少阴根于涌泉，为天一生水。此穴为足底阴阳转换之际，治症也有调节阴阳之功，可潜阳入阴，亦可阴中升阳。其为井穴源源不断，又为木性生生不息，是先天肾经的起源，古有苏东坡用手掌劳宫按摩涌泉以取心肾相交。

然谷（荥火）

"然"为燃之意，水中有真火，地心有真热，本穴又名"龙渊"，犹雷龙之火出于渊，如图中之龙吐火珠，取阴中之真阳之意，则其治症阴部之疾。

太溪（输土，原）

肾经于此绕行足部，绘以火龙形如神龙摆尾。此穴位处外踝后凹陷，如蓄势而行，肾在四季为冬有储藏之能。太溪者，肾水之脉也，此脉能感受人体的储能，是涓涓浅流还是稳稳深溪。

大钟（络）

大钟络肾膀飞扬，钟属金从肺，大钟有水流声如洪钟之意，也有在踵的稳重之意。图中大钟纹饰为水中火，乃肾水中真阳、水火既济之相。

水泉（郄）

肾水在此汇聚成潭，因有绕而上行之势，故名为水泉。人身泉穴多出于郄穴，犹水源出于地下。其治多与水相关，如月经不调、痛经、小便不利等。

照海

照海有日照海水蒸腾之意，也有照应视察身体之海之用。图中为日与海的阴阳和合之相，此穴有求平和之意，可治失眠、癫痫、经逆等。

复溜（经金）

经穴气血充盈，此处经络转折回溯，如弹动调节之泵，引动全身水气。本穴治水肿、汗证、腹泻等水液调动之症。

交信

本穴为阴跷脉郄穴，平于复溜近于三阴交。图中龙爪握着古信，指肾水交流三阴之信。

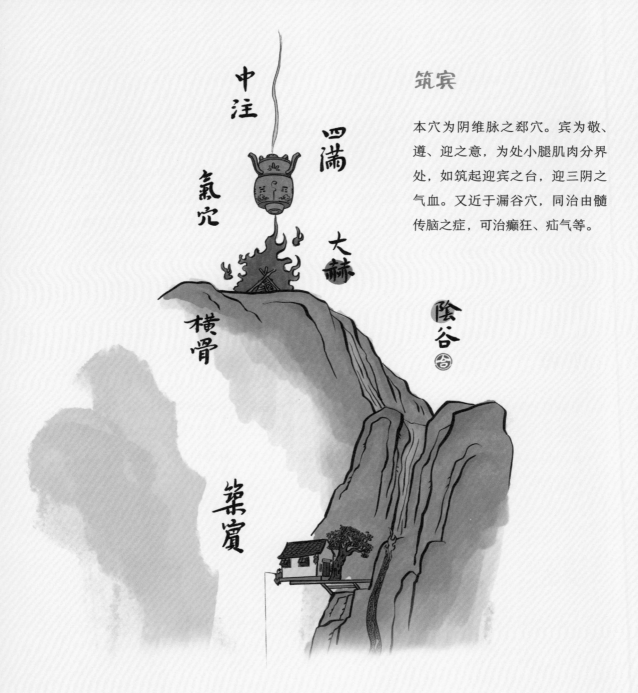

筑宾

本穴为阴维脉之郄穴。宾为敬、遵、迎之意，为处小腿肌肉分界处，如筑起迎宾之台，迎三阴之气血。又近于漏谷穴，同治由髓传脑之症，可治癫狂、疝气等。

中注

四满

气穴

大赫

横骨

阴谷

筑宾

阴谷（合水）

本穴位于膝腘内侧凹陷处，如泉流入深谷，随后潜于膀胱经下伏流上通。少阴藏于太阳，吸收太阳经之热能。

大赫

赫为双赤，大火也。大赫位于人体下丹田处，蓄热而蒸腾。治遗精、阳痿、月经不调、泄泻等阳虚湿寒之症。

四满

此穴平于石门穴，夹于大、小肠、膀胱、精室四处之间隙严密包裹，又是肾经入腹第四穴，故曰四满。图中为鼎之盖聚四方之力，可治满溢积聚类症。

横骨

本穴由足太阳之肾俞穴下离开膀胱经，平于曲骨穴，位于横骨之上故曰"横骨"。主治小腹生殖相关之症。

气穴

本穴平于关元穴，关元为人体元气所在，气穴如两旁之气旋。肾主纳气，图中丹炉受大赫之火而产生气旋之能，此处气旋之力强则纳气能力强，肾气不足则吸气难至气海、关元。此穴又为冲脉之会穴，与生殖系统、气机升降相关。

中注

中者脾土运化之力，图中中焦之气下注，调节上下之能。主治调节月经及二便。

肓俞

此穴平于肚脐，肓指膜脂物质，俞为通道，其有润通之功能。

石关

此穴平于建里、关门穴。石为金之余气，关为以木横持门户，此处所行肝气。以其多治坚实之症，如大便不通、心下硬满等，如攻石关。

（腹）通谷

通达谷道之意，画中与其后幽门有曲径通幽之意。治脾胃问题及心下满等。

商曲

商为秋金气令，对应阳明燥金，对应胃和大肠，曲也与肠胃处曲折之意对应。图中是编钟奏鸣商曲金音，加以中国西部羌族舞蹈击打，以应和商秋之意，治肠胃之疾。

阴都

此穴位于脾胃区，脾为阴土，厚土载物；图中林荫之都，即为脾土之厚也。主治脾胃之症，特别是滋养脾阴之用。

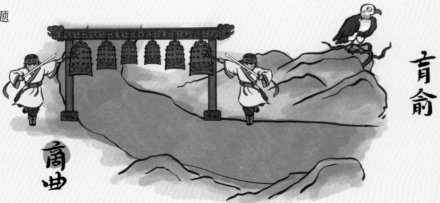

幽门

本穴平于巨阙穴，内应横膈。
肾经由此走腹入胸，由腹之
阴通胸之阳，所过之门为幽
门。图中白墙如膈，幽门
而入。

步廊

本穴平于中庭穴，如中庭两旁之步行廊道，步
为行之缓，廊为过渡之处。图中红柱代表心之
下注，白墙代表肺之护卫，池水为所过肾水。
可治胸痛、咳嗽、气喘等胸肺病证。

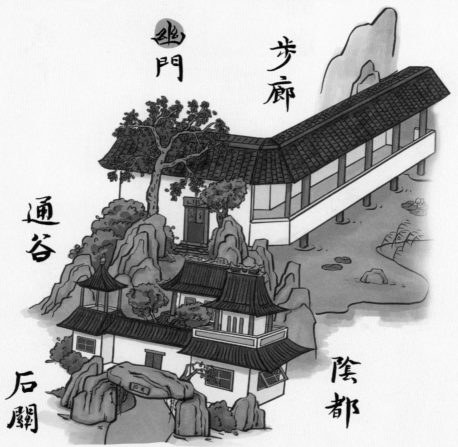

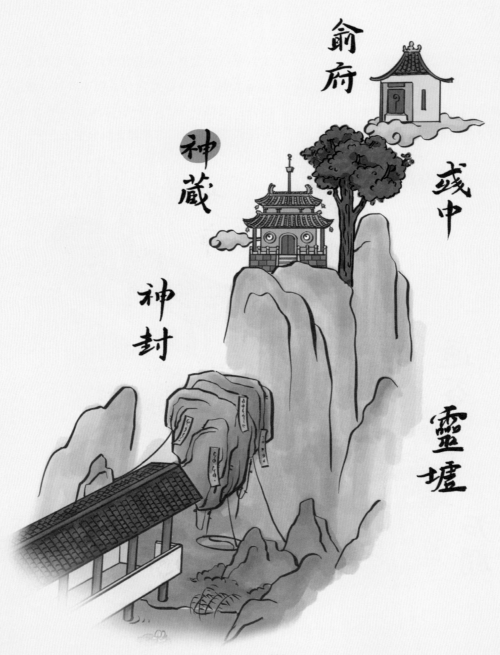

俞府

或中

神藏

神封

靈墟

神封

此穴近于心，心藏神，封是以物所盖所挡。心中之静来自肾水，肾中之动来自心火，神封之意就是心中纳入肾水。

灵墟

本穴平于玉堂穴，灵感、灵气都来自天，墟为土地之虚，则此处宜气清定静。治疗也多用于安神定气。

神藏

此穴平于紫宫穴，肾经从神封络心到此注胸中，如心火中藏真阴。图中所绘为心猿幻化成庙藏于山中，意为动之静、神之藏。

彧中

此穴平于华盖穴，彧为茂盛，如肺之枝叶繁茂。其作用于咳嗽、气喘及痰雍之散。

俞府

本穴平于璇玑穴，璇玑为运转之象，俞为输送通道，府为聚。此穴也为通利聚散之用。

手厥阴心包经

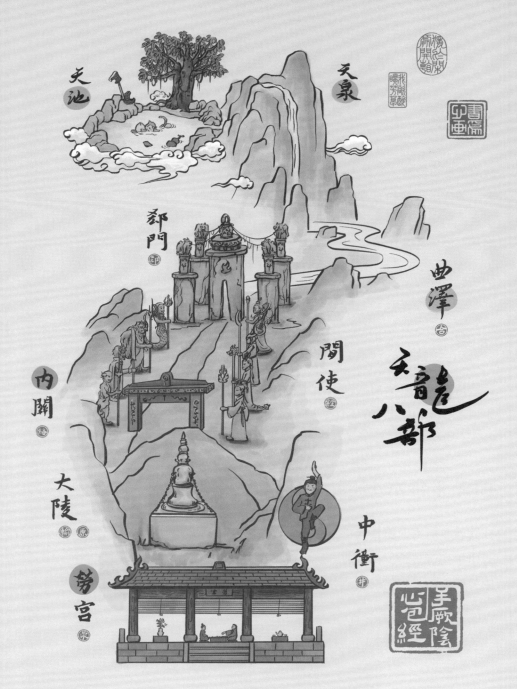

天池

天泉

郄門

曲澤

閒使

內關

天龍八部

大陵

中衝

勞宮

天池

胸部维度为天部，多有天池、天溪、天府、天宗等穴。天池由肾水而来，心肾交而阴阳合。图中为蟠桃天池，阴阳和而生温性蟠桃，心猿在池中嬉戏得清凉喻为心肾水火既济。

天泉

此穴近于极泉、天府穴，承天池之水，如山顶云端泻下之泉。治证心肺之症。

曲泽（合水）

此穴在手肘弯曲肘窝内，与曲池、尺泽同为山下河泽洼地，泽、海、池井则与其阴阳关系相关。主治热证、呕逆等。

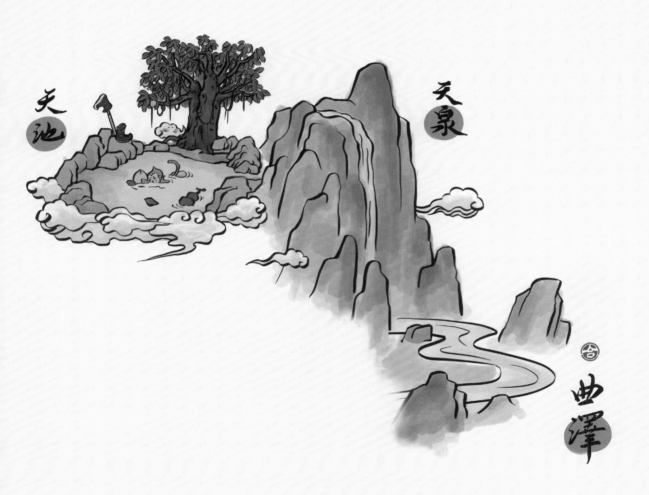

天池

天泉

曲澤

103

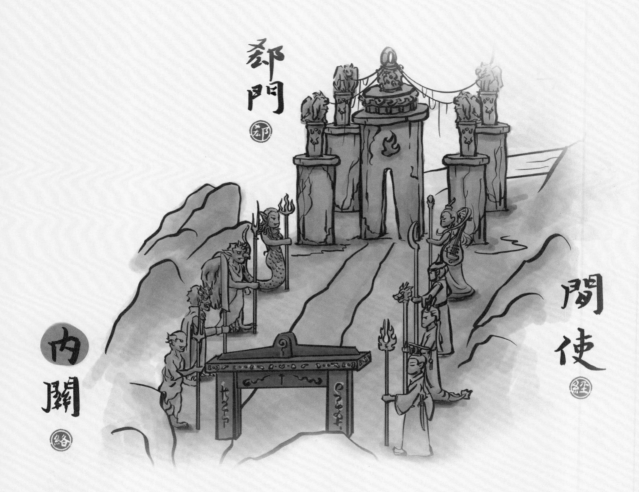

郊門

内關

閒使

郄门（郄）

本穴在前臂两筋之间，郄有夹隙之意，可调节气血流动大小，门有开阖功能。主治急性、热性心胸病症，以其调节之用。

间使（经金）

《内经》曰："心包络为臣使之官。"此穴又名鬼路，图中绘内关、大陵前的甬道，两旁使者林立。治心痛、心悸、胃痛、呕吐等症。

内关（络）

本穴为手厥阴、阴维脉之会，近于尺关寸之关位，内有内关，外有外关。关者关隘也，内关如内脏之关隘，以泄内贼，御外敌。

大陵（输土，原）

此穴又名心主、鬼心。陵为安葬寝息之处，此穴可安定以寐。陵又为丘陵，此穴在掌根隆起处形如丘陵。

劳宫（荥火）

本穴位于掌心手之劳力所出处，又名五里、鬼路、掌中。宫者可休憩处，则其应对劳作时突发之急症，如中暑、心痛等。

中冲（井木）

此穴位于中指之端，冲既有离心最大冲力之动能，又为阴阳交接处冲和之意。在经络运行的曲线中为水平线的交点，其动能最大，受力后角度变化也越大。因此，常取十宣放血法以求气血平和，用于中风、中暑的急症。图中所绘为冲和太极之意和上冲之势。

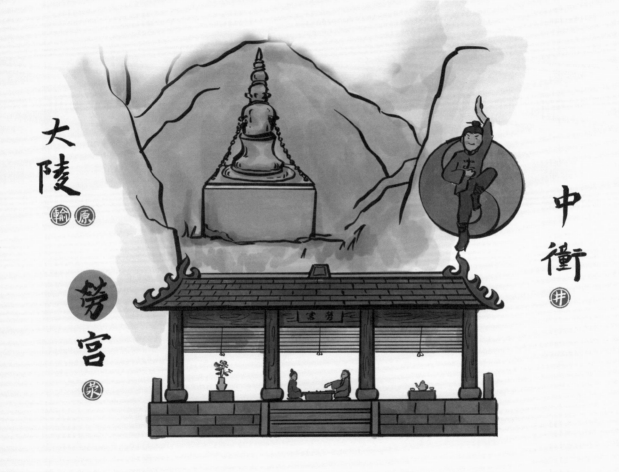

大陵
㊞原
㊞輸

勞
宮
㊞榮

中衝
㊞井

手少阳三焦经

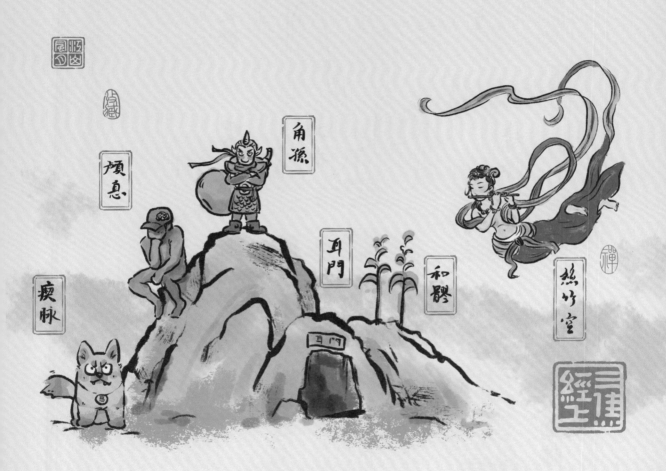

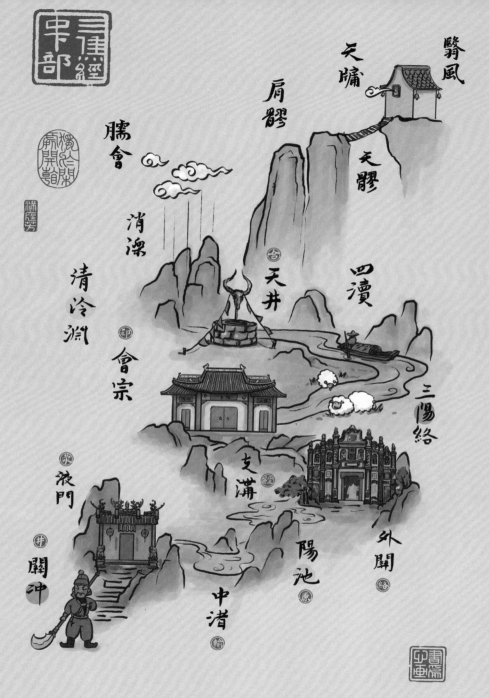

翳風
天牖
肩髎
天髎
騰會
消濼
四瀆
天井
清冷淵
會宗
三陽絡
支溝
波門
外關
陽池
關衝
中渚

液门（荥水）

与身体之汗、尿、唾液进出之液相关，又其属水，可治头痛、目赤等热证。

关冲（井金）

气血冲向外关且治症也类似外关，故名关冲。图中是怒发冲冠之关羽，是取其谐音，也是有气血上冲之意。

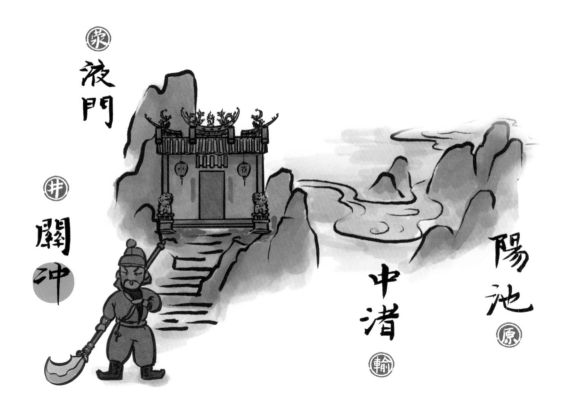

中渚（输木）

中为三阳经之中，渚为水沙之地，因泥沙阻滞水流缓而浑，故此处容易瘀堵有感。本穴多以疏通而治其症。

阳池（原）

此穴位于手背腕横纹上指伸肌腱的凹陷中，如少阳之蓄水池。主治目赤、耳聋、喉痹等症。

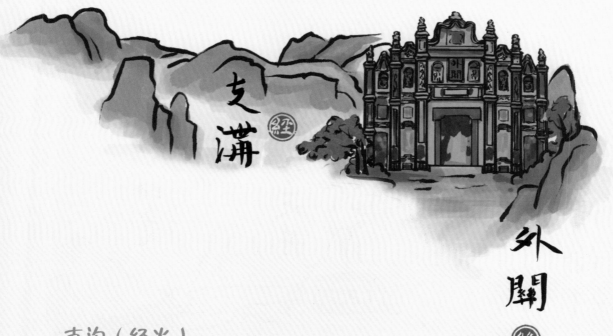

支沟（经火）

此穴位于尺桡二骨之夹缝中，经络在此转折而细流如旁支小沟。少阳相火，此穴又属火，则此处易于疏导热性。

外关（络）

与内关穴相对，络于手厥阴，会于阳维脉。少阳为半表半里之间，外关为外通里之关隘，主治热病，头痛、目赤肿痛、耳鸣等五官科疾病。

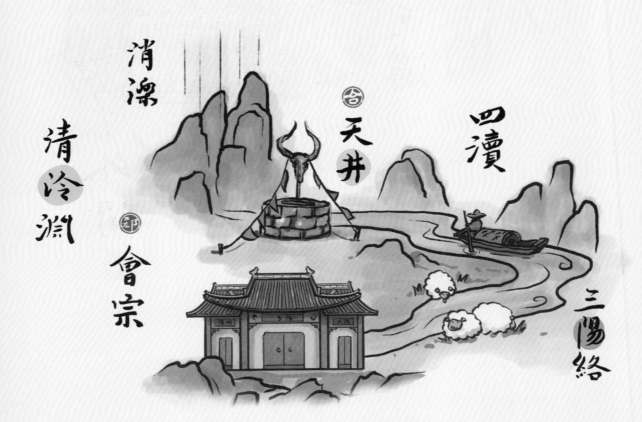

消濼

清泠淵

天井

四瀆

三陽絡

會宗

会宗（郄）

后有三阳络之会，此处会之宗，又其转至小肠经处，有养老、支正穴，或与宗相关。宗为祭祀先祖之地，故绘以宗庙。

三阳络

三阴交为三阴经之交，此穴为阳明、太阳、少阳三阳之会，同为调理三阳之平衡关系。

四渎

渎为水沟、小渠，古称江、河、淮、济四水为四渎，四渎为汇流之所在。少阳阳气最壮实，多气少水，故称沟与渎，以其少水也。夏日热多如阳加阳易多火，可泻其热。

天井（合土）

水少而深故称井，想到藏区海拔高处近天而深掘得井，故绘之。主治耳聋、癫痫、瘰疬、瘿气等。

清冷渊

如高处之渊，少水而清冷有风，则其为疏风降火之用，主治头痛、目痛、胁痛等。

消泺

消为消解，泺为湖泊。意为臑会处聚云下雨汇聚成湖泊，降雨也是消热的过程。此穴主治头痛、齿痛、项背痛等痛症。

臑会

此穴位于三角肌下缘，上有臑俞，前对应臂臑，故为臑会。上臂之肌肉腠理之气血运行都与其相关。

肩髎

此穴为手少阳、阳维之会。髎为骨与骨之间隙，此穴于肩峰角与肱骨之间，肩膀开合之间。主治臂痛、肩重不能举。

天髎

此穴位于肩胛骨间隙，孔细穴深于天井。图中如天堑一般，通下深邃。主治经络所过之处。

天牖

古时屋顶开的是窗，墙面开的是牖，此穴在颈旁，故为牖。如图中所绘，则窗通气之进出，上有风池穴都与风气有关。主治头痛、目眩等症。

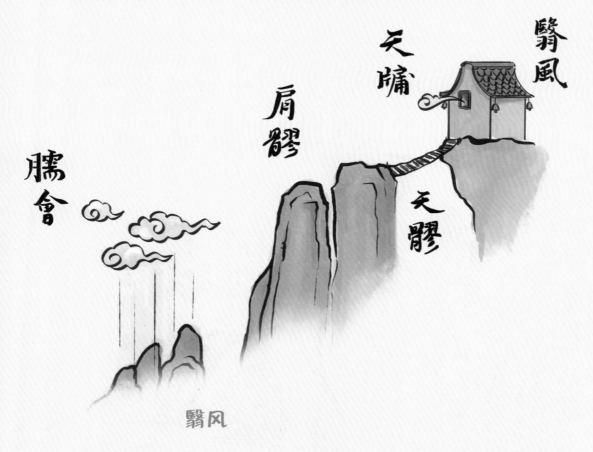

翳本义为羽翼组成的华盖以挡风雨，翳风比天牖靠外而上处，就如古时窗上撑开之盖，遮风挡雨之用。因其近于耳，协治耳疾及各类面口之症。

瘈脉

本穴在耳后青筋动脉处，瘈为犬发狂之状，三焦热盛时青筋色青紫。则其之用在于泄热疏风。

颅息

颅息位于头枕之处，三焦经上绕于耳侧，息有定气安心之意。其治头痛、耳鸣、耳聋等。

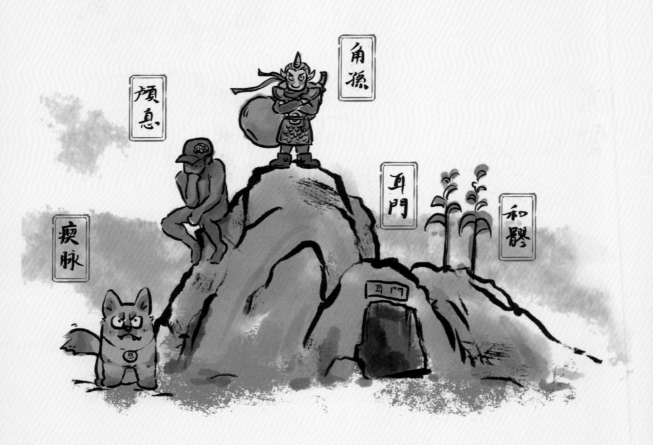

角孙

角为耳之角上方，孙为细络处，又根据前后之别称鼻为祖耳为孙。主治头痛、项强、腮腺炎、齿痛等。

耳门

与听宫同位，门在外闭口取之为耳门。三焦经耳后有别支入耳由耳门出，如图之山洞进出之门。主治耳疾。

慈竹堂

（耳）和髎

又称耳禾髎，以区别于口禾髎。同口禾髎一样，在面部与耳鼻隆起之交界处，如禾苗之初长，和髎之和也有鼻耳与面门之间上下内外相和的关系。治证头痛、耳鸣等。

丝竹空

此穴位于眉梢凹陷处，丝竹如眉尾之细眉，空为小孔洞。丝竹又为竹制管乐器，绘以敦煌飞天吹笛图样，喻为轻盈而放松的状态，人常两指按揉此穴以求头脑松弛。

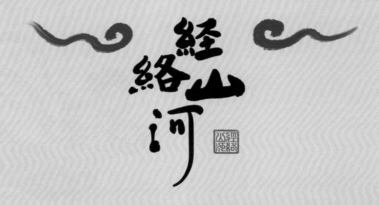

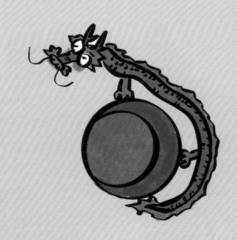

足少阳胆经

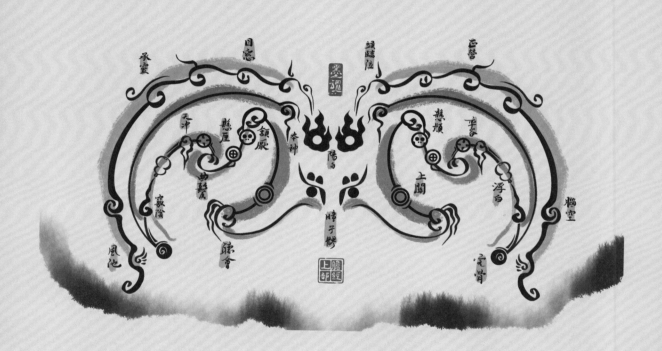

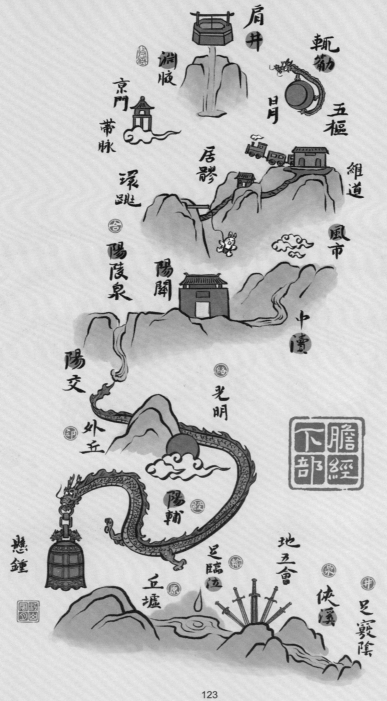

肩井　軛筋

渊腋　　　日月　五樞

京門　　　　　　維道

帯脈　居髎

環跳　　　　　　　風市

陽陵泉　陽關　　　中瀆

陽交　　　　　光明

外丘

　　　　陽輔

懸鐘　　　　足臨泣　地五會　俠谿　足竅陰

丘墟

膽經下部

瞳子髎

此穴在眼睛外侧孔隙中，瞳子为瞳孔，目之瞳色黑对应肾水，则其可调肾水润目。头部胆经如两侧绕行之翼，图以墨韵如翼之形展现胆经的曲折动态。

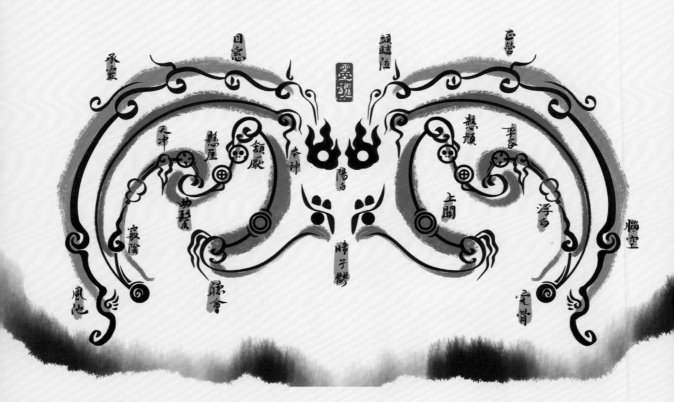

听会

位于耳门、听宫之下，图中拟耳之形。此穴同调耳疾，主治耳鸣、耳聋、中耳炎等。

上关

区别于下关，在颧骨弓与下颌骨之间，也为开口之机关，图中为旋转开阖之意。主治口耳之疾。

颔厌

厌有盖压之意，如压于颔骨之上。以其定气，主治头痛、眩晕、惊痫等。

悬颅

悬为挂在半空飘忽之意，此穴位于头维、曲鬓之中点，如悬之在头颅侧中。主治头晕飘忽、头痛等。

悬厘

厘有毛发之意，胆经之势在颔厌、曲鬓之间都为悬。主治偏头痛等。

曲鬓

本穴在鬓发弯曲处，经络所过皮毛之象都与经之气血相关，鬓发斑白或与胆经之气相关。

率谷

率为交错直行之势，此穴位于头骨缝交错处，犬牙交错如左右而前之谷，为之率谷。主治头痛、眩晕等。

天冲

天冲为星名，冲有冲和通达之意。主治偏头痛、癫痫等。

浮白

浮白为醉酒之态，此穴治耳聋、耳鸣、蹒跚难行、胸闷头痛等如醉酒之态。

窍阴

五脏为阴，开窍于头，心开窍于舌、肝开窍于目、脾开窍于口、肺开窍于鼻、肾开窍于耳。窍阴治于五官之症。

完骨

耳后高骨为完骨，完整坚固，此穴有通络凝神、祛风散热的作用。

本神

本穴为少阳、阳维之会，平于神庭，有归神于本位之作用。治癫痫、中风、头痛、目眩、不寐等，皆为定神之用。

阳白

瞳子为黑，垂直而上为阳白。黑白之间如神之内外阴阳。主要治疗目之疾。

头临泣

本穴同为瞳孔直上，如高处临视泪水。泣与涕互相通，故治目疾及鼻塞等。

目窗

本穴同为瞳孔直上，人回想忆事常目上视，如透窗回望。又目为肝窍所出，窗为透气之所在，故可解肝气上冲。主治头痛、目痛、目眩等。

正营

营主血，目得血则明。本穴有平肝明目、疏风止痛之用。主治头痛、目眩等。

承灵

脑主神灵，上顶骨称天灵骨，此穴在外下方故名"承灵"。主治头痛、眩晕、目痛等。

脑空

"胃常空则病少，脑常空则多智。"脑空如摒弃杂念，脑空则清净。脑空之用在疏泄头部和五官之风、热。

风池

本穴平于风府穴。穴在枕骨之下凹陷处，如蓄风之池。主治颇广，中风、癫痫、头痛、眩晕、耳鸣等内风之症，以及感冒、鼻塞、口眼㖞斜等外风之症。

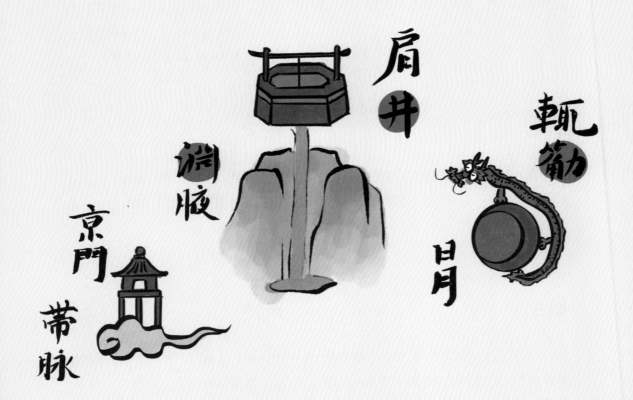

肩井

渊腋

京門

帯脈

軏
筋

月

辄筋

辄为古代车旁横条之耳，与肋骨包边形似。肝主筋而肝胆相表里，肝气不舒常会胁部筋紧和岔气。筋色青如青龙之伸缩活力，故绘以小青龙。

日月

此穴又名神光，如日照月明。日月为明，胆经循行为子时，为两天之交界如日月之轮换，故为明天。胆经为人体阳经外圈，肝经为人体阴经内圈，也如阴阳日月，则气血新旧交替、睡醒状态之间都与此相关，主调肝胆诸症。

肩井

本穴位于两肩凹陷处，垂直向下如井一般。深挖得井，故可通利，井水可清热之用。井水直下通于乳，故可治乳痈、乳汁不下等乳房疾病。

渊腋

渊腋如肩井之水流注腋下，形成潭渊。主治胸满、胁痛等。

京门

图如京之象形，为高台瞭望之门，胆经子时人正入寐，如胆经站岗放哨之处。此处为人之软肋，此穴为肾之募穴，善治水液代谢之症。

带脉

本穴为足少阳胆经与带脉之会。带脉为腰周一圈之脉，如腰带状。主治多与带脉一周相关。

五枢

此穴位于人体长度之折中，五为数之中，枢为中轴。同会于带脉，又名玉枢，如玉带环腰。图中为五色之交通枢纽，以示其通利上下之用。

维道

带脉穴至维道均会于带脉，维道为维系经纬之通道之意。

居髎

居古时为席地而坐之意，跪坐时臀侧股骨上端有凹陷处为此穴。其位置在股骨旋转处，骨之旋转靠筋的韧性，故此穴可舒筋活络利节之用。

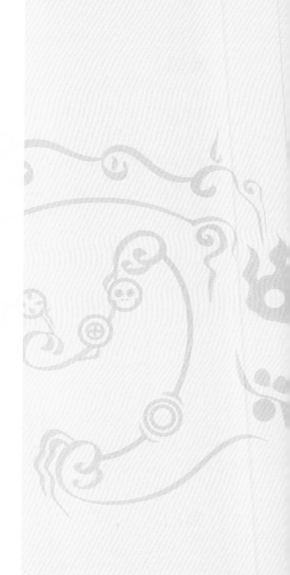

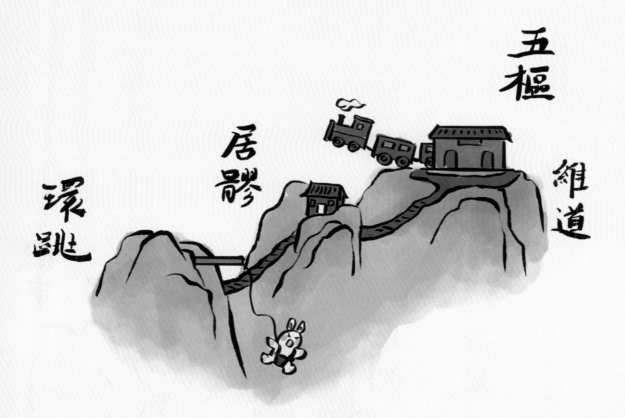

五樞

居髎

維道

環跳

环跳

腿环曲跳跃取穴，髂骨与股骨衔接处，骨之间为筋之连，此处垫脚大筋显，则其功在通筋活络。

风市

上有风池，下有风市。风市者风会于市，下肢之风邪易积于此处。主治多与风相关，大风如痿痹，风寒如皮干痒，风湿如脚气等。

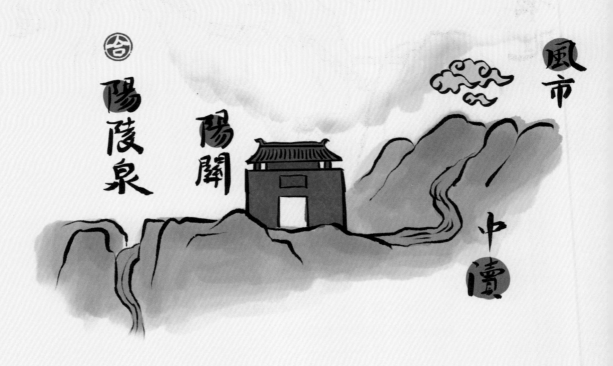

中渎

此穴为大腿之中段，处侧边两筋之中，如悠长的一段河流。作用为通筋活络及上下气机通达。

（膝）阳关

在膝盖关节之上，股骨外上髁上缘。其名阳则善治寒疾，关则功在通利，如膝关节之风寒痹痛等。

阳陵泉（合土）

与（膝）阳关相对，在膝下外侧髁突下。穴深可通阴陵泉，故可疏肝利胆调和之用。膝者筋之府，此穴又为八会穴之筋会，善治与筋相关之症。

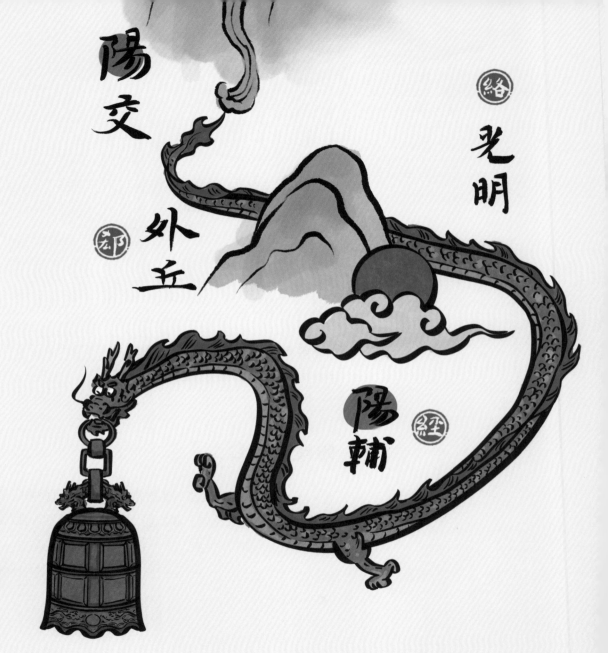

陽交

外丘

光明

陽輔

懸鍾

阳交

本穴会于阳维，故名阳交。主治胸胁胀
满、下肢痿痹、癫狂等。

外丘（郄）

小腿用力肌肉隆起，同丰隆在同一肌肉
线条处，一者名隆一者谓丘。

光明（络）

本穴络肝经，可调节肝胆阴阳平衡。光明
者光之明能，上有日月，下有光明，主治
各种目疾。

阳辅（经火）

辅为辅骨即腓骨。阴为双，太阴脾经和
少阴肾经画了两条龙；阳为单，少阳此
处绘了一条赤龙，连带阳辅、光明、阳
交。本经又属火，则可用于筋经之寒。

悬钟

此穴为八会穴之髓会，又名绝骨。钟有踵之意，与大钟比高而悬，以其阳经之动势。有
泄胆火、清髓热、祛风湿、通经络的作用。

丘墟（原）

脚踝之丘前凹陷之墟处。主治目痛、目翳等目疾，胸满、腋下肿、外踝肿痛等。

足临泣（输木）

上下临泣，可上病下治，用于头痛、目赤等。位与太冲同，作用也略同，可疏肝利胆。

地五会

五脏之浊阴会于此地部，故不可灸，灸则生风浊阴上扬。图中为五把名剑插入地下，意为将浊阴降下之用。

侠溪（荥水）

在足第四、五趾缝间，两骨夹隙。以其名溪属水，又荥主身热，多用于热证。

足窍阴（井金）

阳经末端取阴象入阴经。上有头窍阴，同可上病下治。窍有五官七窍之意，五脏为阴，开窍于五官，主治五官之症。

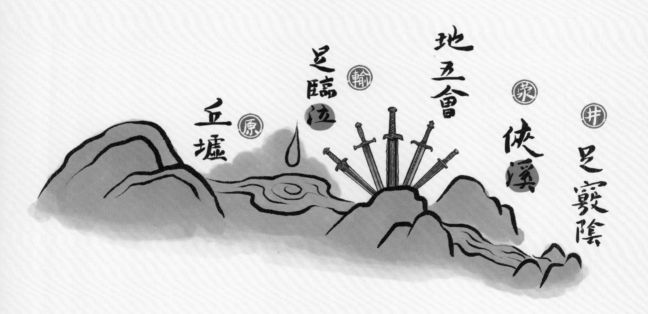

足厥阴肝经

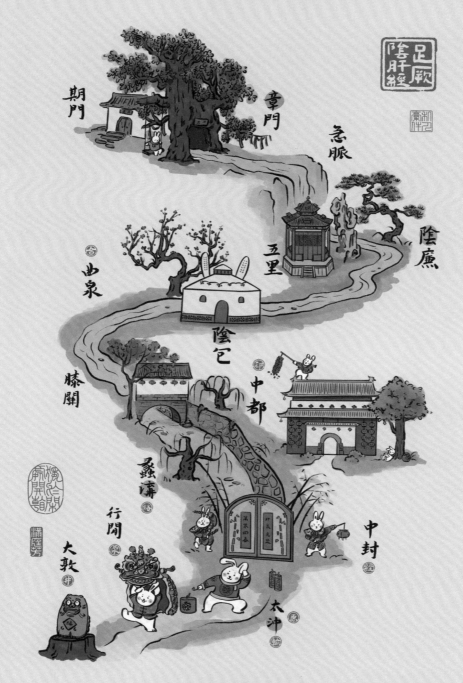

足厥陰肝經

期門　章門

急脈

陰廉

曲泉　五里

陰包

膝關　中都

蠡溝

行間　中封

大敦　太沖

大敦（井木）

肝属木，肝经过足底大筋如树之根，土上稳固为墩。肝为春天生发之气，绘此图也正临近癸卯春节，故肝经以春节、树木为主要元素。穴在足大趾上，树桩上的石敢当展现的是大脚趾笨重敦厚的形象。肝藏血，故本穴可梳理肝气、调经和血。

行间（荥火）

行走之间经气所达，人常行可疏肝气。主治中风、癫痫、头痛、目眩等肝经风热之证，以及月经不调、痛经等。

太冲（输土，原）

太为大，冲为冲要通道之意。本穴为肝经原穴又为输穴大道，故肝气起时气感明显，有突突跳冲之感，图中鞭炮冲天视为此意。主要用来平息肝风、疏泄肝热、清利下焦。

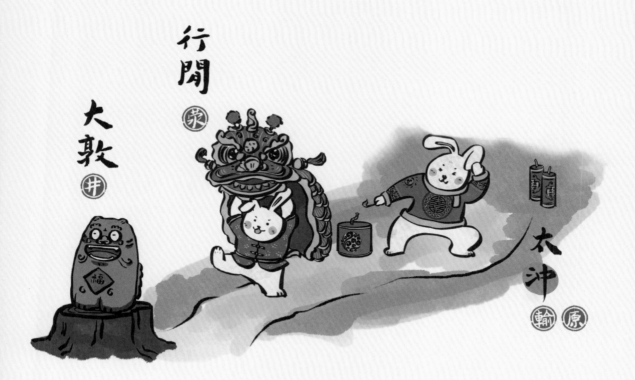

中封（经金）

此穴位于内踝前两筋之间，在商丘、解溪连线中点，图中兔子门神、春联有门封之意。主治疝气、遗精、小便不利、腹痛、内踝肿痛等。

蠡沟（络）

腓肠肌形似贝壳，蠡为贝壳，蠡沟在肌肉与骨之间。主治肝肾、少腹、前阴等疾病。

中都（郄）

都为肉丰处，此穴位于小腿中部，肌肉丰盈处骨肉之间。中都有疏肝理气、固冲止崩之功，主治腹痛、胁痛、泄泻、疝气、崩漏等。

膝关

膝关位于膝关节附近，则其功在关节，具有散风祛湿、疏通关节的功效。

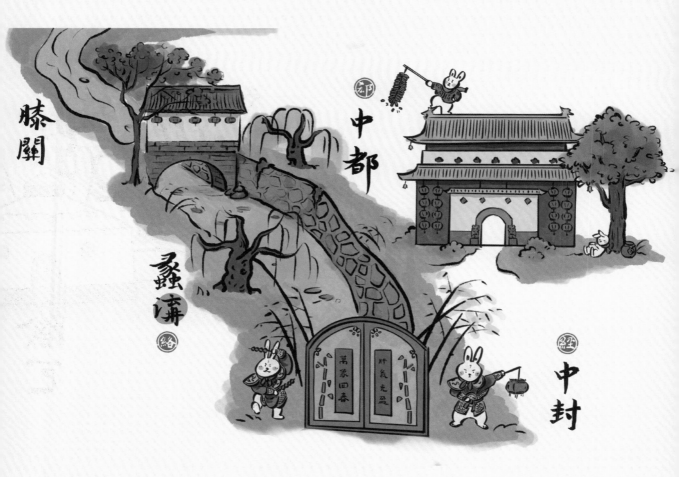

膝
關

中
都

蠡
溝
絡

中
封
經

曲泉（合水）

此穴在腘横纹内侧端，合主逆气而泄，
此穴主治月经不调、痛经等妇科病，以
及遗精、疝气、小便不利等。

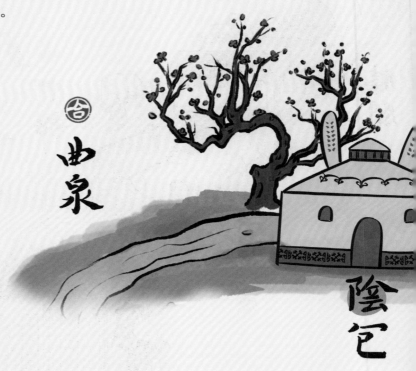

阴包

包同胞，指子宫、膀胱胞室。图中画的是蒙古包和桃树，有包围保
护和桃李生育之意。主治月经不调、小便不利等。

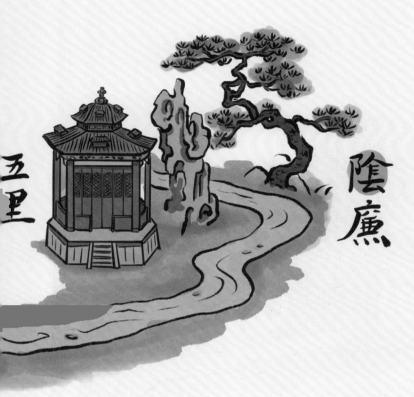

五里

陰廉

阴廉

胆经过腿根大筋，数单外阳。肝经过足底与腿内大筋，数双内阴。廉为边，此穴靠于阴部之边，故名阴廉。此穴有调节肝肾之用，可治前阴疾病。

（足）五里

上有手五里，下有足五里，五里既是气血留驻的位置，又有治理五脏之意。

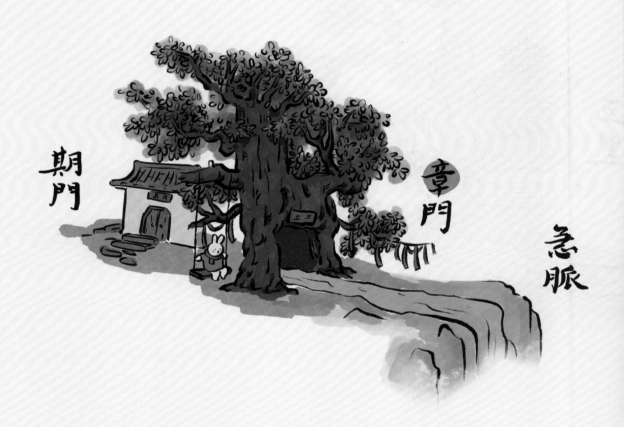

期門

章門

急脈

急脉

此穴位于动脉搏动旁，故其势急，筋脉之急有痛感。主治疝气、前阴诸症。

章门

章门为脾之募穴，故可健脾消痞，章门又是八会穴之脏会，可辅助五脏之症。章门者开阖进出，此处正是肝木所在，人生气则章门之气鼓动，树欲静而风不止，肝风起也，此穴可疏肝理气。

期门

期门为肝之募穴，会于脾经、阴维。期为月信，亦为周期。春气乃一年复始，过此门而又迎一春，在人体则又是值得期待新的一天，血液推陈出新。功在疏肝健脾和胃。

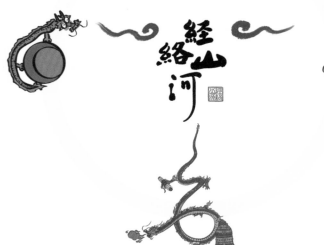